내 몸의
건강 유전자를
깨워라

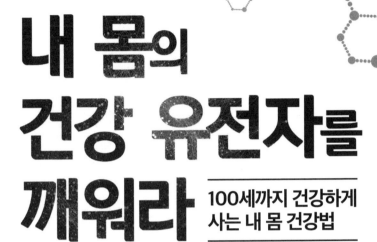

내 몸의
건강 유전자를
깨워라

100세까지 건강하게
사는 내 몸 건강법

현용권 지음

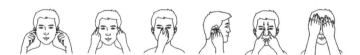

둥이 홀로 모시는사람들

나만의 건강법이 인생의 성공과 완성을 결정한다

우리나라는 고혈압 환자가 천만 명이 넘는다. 그들 대부분이 고혈압 약을 복용한다. 나이가 60이 넘은 연령층에서는 고혈압을 그저 함께 가야 할 질환으로 생각하기도 한다. 하지만 고혈압은 유전적인 이유로 생기는 불가항력적인 경우보다 평소 생활 습관 때문에 발병하는 경우가 더 많다.

고혈압 약을 복용한다고 고혈압이 낫는가? 낫는 것이 아니고 평생 조절에 그치는 것이 고혈압 치료의 한계다. 고혈압 약을 복용하는 사람들은 고혈압이 되기 이전의 자기 생활 습관이나 섭생이 어떠했던가 생각해 보아야 한다. 체중을 조절하고, 특히 복부지방을 미연에 방지해서 고혈압이 발생하지 않도록 대비를 했는가를 묻는 것이다. 의사가 처방하는 고혈압 약은 고혈압을 낫게 하는 것이 아니다. 고혈압 때문에 뇌졸중이나 심장질환이 발병하지 않도록 관리하는 것이다. 말하자면, 고혈압 자체에는 약이 없는 셈이다.

한의학 원전이라고 할 수 있는 『황제내경』에는 "현명한 의사는 이미 온 병을 치료하는 것이 아니고, 아직 오지 않은 병을 치료한다."고 했다. 병이 생기기 이전의 상태, 즉 미병(未病) 개념이 중요하다. 서양의학은 이미 질병으로 된 상황에서 그 증상의 치료를 위해 온갖 방법을 다 동원한다. 또한 검사에서 이상이 있고 자각증상을 동반하고 있을 때 질병으로 간주한다. 반면에 한의학은 질병을 다스리는 데도 관심을 기울이지만, 그보다 병이 오기 이전 상태인 미병을 개념화하여 양생법 같은 평소 생활법을 더욱 중시한다.

질병은 유전적인 이유로 생기는 불가항력적인 경우보다 생활 습관에서 오는 경우가 많다. 병원에서는 이미 생긴 질병이 더 악화하지 않도록 하거나 합병증을 방지하는 정도를 최선이라고 본다. 대부분 발병하기 이전의 상태로 되돌려 놓기는 쉽지 않은 것이 현실이다. 결국 개인의 건강은 자기 스스로가 책임져야 한다.

동양 학문에서는 자신의 노력으로 어떤 경지에 올라서는 것을 '도(道)'라고 한다. 건강 면에서도 이러한 도의 실현이 요구된다. 내가 내 건강을 책임지기 위해서 스스로 행하는 도가 양생법이다.

올바른 생활 습관을 갖는 것이 질병 상태로 가지 않고 건강을 유지하는 지름길이다. 내 몸 건강법은 일상생활에서 삶의 태도를 다듬어, 나 스스로 건강을 지키는 매뉴얼이라 할 수 있다. 내 몸 건강법은 병원 중심에서 내 생활 중심으로 개념을 바꾸는 것이다. 좀 더 구체적으로 말하자면, 이미 내 몸에 갖추어진 건강 유전자를 깨워서 활성화함으로써 내 일상의 삶이 곧 건강으로 가는 길이 되도록 하는 것이다.

건강은 건강할 때 지켜야 한다. 건강할 때는 건강의 소중함을 모른다. 질병 상태가 되면 비로소 건강의 소중함을 실감하게 된다. 어떤 경우라도 미병이나 질병 상태가 된 것은 모두 내 책임이다. 그렇게 되기까지 평소 생활 습관이 문제가 되었을 것이다.

사실 오늘날 한편에서는 건강에 대한 관심이 지나칠 정도로 높고 또 깊은 것도 사실이다. 건강을 위한 각종 상업시설이 성업중이고, 도시 인근의 등산로나 도심의 강변 산책로는 건강을 챙기는 사람들로 주말이면 사람들로 몸살을 앓을 정도이다. 그러나 반면에 현대사회에서 나날이 늘어가는 것이 대형병원이요, 요양병원이다. 건강 지키기를 돈 들여 하는 별스런 일로 여기거나 병원이나 약물에 의존하는 사회 분위기는 올바른 건강문화라고 할 수 없다.

내 몸을 소중히 대하고 귀하게 여기는 마음이 일상화되어야 한다. 살아 있는 한 육신은 늘 갈고 닦아야 한다. 내 몸을 닦는 것이 기를 기르는 일이고, 기를 잘 움직이게 하는 것이다. 그것이 내 삶의 생활양식이 되도록 하는 것이 내 몸의 건강 유전자를 깨워서 닦고 기르는 올바른 내 몸 건강법의 핵심이다.

한의학에서 건강 개념은 정(精)을 모으는 적정(積精), 기(氣)를 잘 운행하는 운기(運氣), 정신을 온전히 하는 전신(全神) 상태를 말한다. 기는 눈에 보이지 않는 에너지 같은 것으로서, 만물의 근본이다. 기는 인체 내에서 정으로 변하여 육신의 기본인 정(精)이 되며, 정신 영역에서는 신(神)으로 작용한다. 그래서 정·기·신(精·氣·神)을 우리 몸의 세 가지 보물[三寶]이라고 한다. 요즘 말로 바로 건강 유전자인 셈이다. 정·기·신은 우리의 육신인 몸을 단련할 때 양성되고 유지된다. 내 몸 건강법은 정 · 기 · 신 삼보를 단련하는 양생법이라고 할 수 있다.

우리는 100세 시대를 살아가는 최초의 인류가 될 것이다. 100세 시대란 은퇴 후에도 지금까지 살아온 기간만큼 살아가야 할 인생 후반기가 남아 있는 시대이다. 인생 전반기에 건강은 '일'을 잘하기 위한 조건이었다면, 인생 후반기에 건강은 인생 그 자체를 지탱하고 삶의 질을 좌우하는 핵심 요소이다. 건강하지 못하고 질병 치료에 매달리면서 살아가는 삶은 그 자체로 비극이다. 반면에 건강한 삶은 활력이 넘치고, 삶의 질도 당연히 높아지게 된다. 100세 시대에 대비해서 매일 손발을 부지런히 움직이고, 내 몸 건강법을 실천한다면 우리 삶은 비로소 성공과 완성을 향해 나아가게 된다.

이 책은 SBS 라디오 〈유영미의 마음은 언제나 청춘〉 프로그램의 '현용권 박사의 건강칼럼' 내용 중에서 양생법 부분을 단행본으로 엮은 것이다. 이 책의 내용들을 자기 처지에 맞게 적용하되, 숨쉬고 밥 먹는 일처럼 자연스러운 것으로 만들어서, 저절로 실천이 되도록 한다면, 나이 들어 약물이나 남의 도움에 의존하지 않으면서 종착역에 다다르는 성공적인 삶을 준비할 수 있을 것이다.

책을 읽는 모든 이들에게 건강과 기쁨이 있기를 바란다.

가평 송정한의원에서

한의학 박사 현용권

Ⅱ부 | 따라 하는 100세 건강법

| 제1장 | 호흡 건강법

| 제2장 | 경락과 건강법

| 제6장 | 손 건강법

| 제7장 | 발 건강법

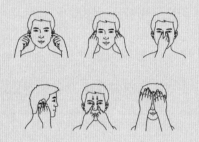

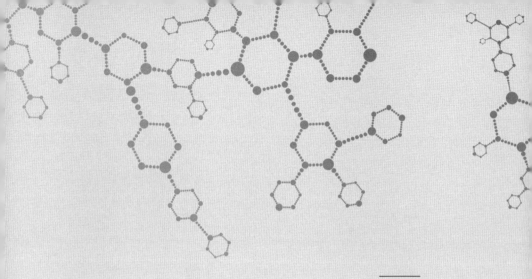

I부
잘 늙는다는 것

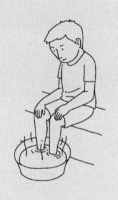

| 제1장 |

늙는다는 것

1. 늙는다는 것은 무엇인가?

늙는다는 것, 즉 노화란 한 생명체가 나이가 들면서 신체의 구조와 기능이 점진적으로 저하되고, 질병과 사망의 위험성이 증가하는 변화 과정을 말한다. 이러한 변화는 세포, 조직, 장기 등 우리 몸의 전체 수준에서 진행된다.

노화의 정의는 학자마다 차이를 보인다. 신체 장기 기관의 비축 능력이 떨어져서 질병과 죽음의 위험성이 증가한 상태로 보는 사람도 있고, 인체가 환경으로부터 오는 스트레스로부터 항상성을 유지하지 못하는 것으로 정의하기도 한다.

노화는 보편성, 고유성, 진행성, 유해성 등의 네 가지 성질을 가지고 있다. 또 노화를 원인론적으로 정의하는 것이 '세포 프로그램설'이다. 즉 노화는 유전자 수준에서 진행되는 것으로, 유전자에 기록된 프로그램에 따라 진행된다는 학설이다.

나이가 들수록, 노화를 다양한 차원에서 실감하게 된다. 즉 근력이 떨어지고, 피로 회복에 예전보다 많은 시간이 걸리며, 얼굴에는 주름살이 늘고, 머리카락이 빠지며, 눈에도 노안이 와서 작은 글자가 잘 안 보이며, 청력도 떨어져서 다른 사람과의 대화가 점점 불편해진다. 이런 증상들은 노화 그 자체가 아니고 노화에 부수되는 현상일 뿐이지만, 이런 현상을 도외시하고 노화를 관찰하거나 설명할 수 없는 것도 사실이다.

또한 노화는 개체의 체격이 성체기에 도달한 후에 일어나는 것이며, 거의 모든 종에서 발생한다고 본다. 대부분 생식능력이 최전성기가 지나고 나서 일어나며, 성장기에 질병이나 사고로 죽음을 맞지 않는다면 예외가 없이 늙어 가게 된다. 노화는 진행성이고 비가역적이며, 생식능력을 필두로 제반 기능의 감퇴, 탄력성의 감소, 사망 가능성의 증가 등으로 나타난다.

2. 노화에 대한 여러 가지 학설

인간은 누구나 늙지 않고 오래 살기를 바란다. 이는 어느 시대나 다르지 않기 때문에 인류 문명이 시작되고부터 노화에 관한 관심이 생겼을 것으로 본다. 이에 따라 노화에 대한 학설 또한 양산되었다. 그 학설들은 집단, 개체, 기관, 조직, 세포 수준으로 다양하게 전개된다. 현존하는 주요 학설만 해도 무려 300가지가 넘는다. 이처럼 학설이 많다는 것은 노화가 생각보다 단순한 현상이 아니며, 그만큼 어느 한 학설로 모두 설명될 수 없다는 반증이기도 하다.

개체 수준으로 보는 노화 학설은 생기설, 소모설, 스트레스설, 중독설 등을 들 수 있다. 생기설은 한의학에서 말하는, 기가 쇠퇴해서 노화가 시작된다는 이론이다. 소모설은 신체와 그 세포들이 과용과 남용으로 소모되어 노화가 발생한다는 이론이며, 스트레스설은 노화의 원인을 스트레스에서 찾는 이론이다. 중독설은 대사물질 중에 인체에 불필요한 물질이 증가해 노화가 진행된다는 학설이다. 그 밖에 자가 중독설, 대사성 화학물질에 의한 중독설도 있다.

기관, 조직 수준에서 노화를 설명하는 학설도 있다. 고환이 위축되어 노화가 시작된다는 고환위축설, 난소 기능 쇠퇴로부터 노화를 설명하는 난소 기능 노화설, 인체 호르몬 관계로 설명하는 내분비설, 신경기능 쇠퇴가 노화를 일으킨다고 보는 중추신경노화설, 그리고 혈관손상을 노화의 원인으로 설명하는 미세혈관장애설 등이 있다.

노화를 세포 수준에서 찾는 학설도 많다. 세포의 소기관 기능 쇠퇴에서 노화의 원인을 찾기도 하고, 유전자의 변형을 노화의 원인으로 보기도 한다. 그밖에 형태학적 측면으로 노화는 조직의 수복 능력 및 재생 기능 쇠퇴, 세포 수의 변화, 세포핵을 포함한 세포질의 변화, 교원섬유나 탄성물질인 결합 조직의 변화 등으로 설명한다. 생리학적 측면으로 노화는 항상성의 변화, 적응 능력의 감소, 반응력의 변화,

장기들의 예비력 감소와 상호연관 소실 등으로 설명한다. 분자생물학적으로는 핵산, 즉 유전자의 변화로 설명하는데, 대표적인 학설이 프로그램설과 돌연변이설이다.

이처럼 노화에 대한 학설들은 무수히 많다. 이 중 한 가지로 노화를 전부 설명할 수는 없다. 노화를 되돌리거나 아예 노화하지 않는 방법을 추구하는 것은 거의 불가능하리라. 노화는 인생 행로 중 하나의 과정이고, 자연스러운 생명 순환 구조의 일부일 뿐이다. 생명체의 노화와 죽음은 모두 생명체의 정상적인 순환 과정, 즉 생로병사(生老病死)의 일부가 아니겠는가.

3. 한의학에서 보는 노화

한의학에서도 노화는 '생로병사'라는 필연적인 법칙의 한 과정으로 본다. 나이가 들어감에 따른 변화의 한 단계로서 정상적이며 순리적인 과정으로 본다. 한의학에서는 크게 네 가지 측면으로 노화를 설명한다.

첫째, 음양조화의 실조를 노화의 원인으로 본다. 음양조화란 우주 만물을 구성하는 근본 원리이며, 나이 들어서 음양의 조화가 무너진 것을 노화라고 한다. 이것을 음양실조(陰陽失調)라고 한다.

둘째, 타고난 수명을 유지하는 데 요구되는 생활의 절도가 무너지면 노화가 온다고 보았다. 선천적인 요인보다도 후천적인 생활 양식이 노화에 더 큰 영향을 끼친다. 노화를 방지하는 생활규범으로 식생활이 절도가 있어야 하고(飮食有節), 생활 규칙이 한결같아야 하며(起居有常), 과로를 함부로 하지 말아야 한다(不妄作勞).

셋째, 오장육부 기능의 쇠퇴로 노화를 설명한다. 신(腎)에서 주관하는 신정(腎精)의 쇠퇴(衰退)가 장부 기능에서도 중요하다. 오장이 쇠약해지면 근육과 뼈가 늘어지고, 기력이 소진된다. 머리털이 하얗게 변하고, 보행이 어렵게 된다. 여자는 월경이 끝나고, 남자는 수태능력을 상실하게 된다(腎者主水 受五臟六腑支精而藏支 故五臟盛 乃能瀉 今五臟皆衰 筋骨解墮 天癸盡矣 故髮白 身體重 行步不正 而無子耳).

넷째, 정(精), 기(氣), 신(神), 혈(血) 등의 인체 원동력 상실을 노화의 원인으로 보고, 그중에서도 가장 기본이 되는 정(精)의 쇠퇴(衰退)를 중요 요인으로 생각한다. 그러므로 노화 예방을 위한 양생법으로 정을 함부로 낭비하지 않고 잘 보존하라고 한다. 정이 부족하면 생식능력이 저하되고 노화가 급속히 진행된다. 더불어 생명 활동을 주관하는 무형의 에너지인 기(氣)도 쇠약해져서 기력(氣力)이 떨어지고, 이는 신(神)에도 영향을 주어서 인지기능 저하가 초래된다.

이처럼 한의학에서는 노화의 원인으로 음양의 실조(陰陽失調), 후천적인 생활의 무절제, 장부 기능의 실조(失調), 그리고 신정(腎精)의 쇠퇴(衰退)를 꼽는다. 한의학에서 노화를 예방하는 방법도 이러한 원인에 따라 처방된다. 즉 음양의 조화가 깨지지 않도록 생활하고, 장부 기능을 강화하고, 정 · 기 · 신의 보전이 중요하다.

한의학에서 보는 노화의 원인은 타고난 유전적인 원인보다는 평소 생활양식이 중요하다고 역설한다. 일 없이 너무 한가하게 지내거나 반대로 운동이 부족하면 기가 원활하게 순환되지 않아서 질병이 되며, 스트레스가 심해도 음양의 조화가 깨어져 노화가 촉진된다. 과로를 계속하고, 술이나 담배, 색(色)을 탐하는 것 역시 신정(腎精)을 쇠퇴(衰退)하게 하여 노화를 가속화한다.

4. 노화로 인한 신체적인 변화

인간이 나고 자라서 늙어갈 때 신체의 변화는 누구나 겪어야 하는 필연적 과정이다. 신체 변화는 그 자체가 노화의 진행을 반영하는 것으로, 노화의 속도는 사람마다 다르고, 한 사람의 신체 기관이나 장기의 기능에서도 노화의 정도에 차이가 있기 마련이다.

일반적으로 나이가 들어감에 따라 나타나는 현상은 머리가 빠지고 하얗게 되며, 청각 · 시각이 감퇴하고 피부에는 주름이 생기며, 탄력이 없어지고 심장박동이 약해지고 폐활량이 적어진다. 또한 근육의 힘이 감소하며 신장의 여과기능이 약화되고 뼈 조직이 약해지며 여러 신체 조직의 기능이 떨어지는 현상도 나타나게 된다. 시각, 청각과 평형감각, 체성 감각(온몸으로 느끼는 감각)에도 이상이 생긴다.

이러한 신체 변화들이 모든 사람에게 일률적으로 진행되는 것은 아니지만 나이가 들어감에 따라 이 방향으로 변화가 진행되는 것만은 예외가 없다. 이를 '노화의 보편성'이라고 하며, 노화의 특징 중 하나이다. 누구나 나이가 들면 겪어야 하는 변화라는 것이다. 그 밖에 노화의 특징은 점진성, 불가역성, 내인성, 유해성 등을 들 수 있다. 점진성이란 노화가 서서히 진행된다는 것이며, 불가역성은 한 번 일어난 노화를 되돌릴 수 없다는 말이다. 내인성은 노화가 내부적으로 진행된다는 것이고, 대부분의 노화가 개체에는 해로운 방향으로 진행된다는 것이 유해성이다.

5. 노화와 정신적인 변화

노화는 나이가 들어감에 따라 신체 전반에 일어나는 생물학적인 자연현상으로, 질병과는 관계없이 신체와 정신 기능이 퇴화하는 것이다. 노화를 이야기할 때 신체 변화를 먼저 거론하나 정신적인 변화도 중요하다. 노화에 따른 정신적인 변화는 감정, 지능, 인격, 그리고 인지기능에 걸쳐서 두루 일어난다.

노년기에는 쉽게 우울해진다. 배우자나 주변 사람의 사망, 가족이나 사회로부터 소외감, 일상생활 능력의 장애에 경제적인 어려움마저 더해지면 쉽게 우울증에 빠진다. 사회활동이 줄어들면서 융통성이 없어지고, 매사를 익숙한 옛날 방식으로 처리하려고 한다. 또한 실수하지 않으려고 점점 행동 반경이 축소되고 위축된다.

지능은 유동성 지능과 결정성 지능으로 구분하는데, 노년이 되면 논리적 사고, 추상화, 사물 간의 관계, 새로운 지식의 습득, 변화에 대한 적응 등을 잘 못해 특히 유동성 지능이 급격히 떨어진다. 반면에 교육과 훈련을 통해서 얻어지는 결정성 지능은 70대까지도 감소하지 않고 안정된 수준으로 유지되는 편이다.

사회적인 역할 변화로 인해서 인격에도 변화가 온다. 조그만 일에도 섭섭하게 생각하고, 쉽게 소외감을 느낀다. 우리나라 여러 가지 사회현상들은 어르신들의 지위와 역할을 부정적으로 취급하는 경향이 심하여 이러한 현상이 발생한다는 의견이 많다. 앞으로 고령화가 급속히 진행될수록 어르신들의 사회적인 입지는 더욱 좁아질 것으로 예상된다. 다만, 노화에 따른 이러한 정신적인 변화는 육체적인 노화에 비해 개개인의 차이가 크다.

그 밖에도 주의력 저하, 문제 해결 능력 감소, 시공간 구성 능력 저하 등이 노화에 따른 정신적인 변화의 양상들이다.

그중에서 치매 증상으로 대표되는 인지기능 변화는 공포의 대상이다. 인지기능은 대뇌의 기능으로, 환경과 관련된 정보를 받아들이고 활용하는 것이다. 보통 지각, 주의력, 학습, 기억, 지능, 언어, 문제 해결 같은 여러 가지 지적 기능 모두를 포괄하는 개념이다.

노년이 되면 행동이 느려진다. 이는 정보처리 속도가 느려지기 때문이다. 기억력 역시 감퇴하며, 특히 단기기억 저하를 뚜렷이 느낄 수 있다. 오랫동안 숙련해서 익숙한 기억은 관계가 없는데, 새롭게 기억하기가 쉽지 않게 된다.

인지기능 장애로 시작해서 뇌 기능 조직에 변화를 일으키면 치매로 발전하게 되는데, 우리나라 65세 이상 치매 발병률은 10% 내외이다. 이러한 발병률은 80대가 되면 40%로 수직으로 상승한다.

노화에 따른 신체적인 측면과 정신적인 측면의 퇴화는 인생 후반기를 고통스럽게 만드는 요인이 된다.

어르신 10계명

보건사회부 장관과 대한노인회 회장을 역임한 문태준이 제시한 어르신 10계명은 시사하는 바가 크다.

① 희망 갖기 : 나이가 들면 세상사가 마음에 들지 않을 수 있다. "말세다!", "이럴 수가 있나!", "옛날에는 이러지 않았는데!" 하는 탄식이 절로 나온다. 그러나 이러한 변화는 사회가 발전하는 데 따른 것임을 부정해서는 안 된다. 10년 전보다 오늘이, 오늘보다 10년 후가 더 살기 좋은 세상이다. 물론 부분적으로야 잘못되는 일들이 있지만, 크게 볼 때 인류는 더 나은 세상을 향해 살아간다. 자식들의 세상, 손자들의 세상이 더 나을 것이라 낙관할 줄 알아야 한다.

② 나이에 얽매이지 않기 : 나이의 의미는 각자 생각에 달렸다. '내가 ○○살이 니 이제는 많이 늙었구나.' 하는 생각을 할 필요가 없다.

③ 나누어 주기 : 작은 것이라도 자식에게만 물려주기보다는 기부하는 것이 좋다. 기부는 사회적으로도 가치 있고, 나의 존재를 확장하는 행위가 된다.

④ 살림 줄이기 : 필요없는 물건은 그때그때 버리든지, 필요한 사람에게 나누 어 주는 것이 좋다. 나이 들수록 물건을 버리려 하지 않는다. 가난하게 살았 을 때 몸에 밴, 물건을 아끼는 습성이 남아 있어 그렇다. 그러나 이런 물건 들은 내 삶을 번거롭게 한다. 꼭 필요한 것만 제외하고 과감히 버려야 한다.

⑤ 스스로 자기 일하기 : 무거운 짐을 옮기거나 복잡한 계산 같은 것은 다른 사 람에게 부탁하더라도, 웬만한 일은 직접 챙겨서 하는 것이 노화 방지에도, 타인과의 관계 개선에도 도움이 된다. 전화 걸기, 주소 찾기, 영수증 정리 하기, 은행에 가서 각종 공과금 내기, 예금하기 등을 직접 하라.

⑥ 고독감 극복하기 : 옛날의 나이, 지위, 빈부에 집착하지 말고, 늙어서도 친 구와 교류, 종교활동, 취미 활동, 독서, 여행, 손자와 놀아주기 등 교류 활동 을 하는 것이 노화를 지연시키고, 아름다운 노인으로 살아갈 수 있게 한다.

⑦ 단정하고 점잖은 생활하기 : 노령일수록 옷차림을 깨끗이 하고 이목구비를 단정히 하려고 노력해야 한다. 인생의 경험에서 우러나오는 지혜를 이야기 하되, 오늘날의 언어로 말할 수 있어야 한다. 노년의 성패는 거기서 갈린다.

⑧ 화 다스리기 : 화를 내는 것은 건강에 해로울뿐더러, 젊은이로부터의 소외 를 자초하는 지름길이다. "세상사가 다 그런 거지, 뭐", "화낸다고 없어지 도 않을 텐데." "나잇값을 해야지." 등으로 생각을 바꾼다.

⑨ 작은 일에서 행복 느끼기 : 모든 행복은 사소한 데 있다. 각자의 마음가짐에 행복이 달려 있다.

⑩ 죽음 준비하기 : 유언장을 작성한다든가 죽음에 대한 생각을 정리한다.

그리고 나이 들어서 하지 말아야 할 일이 있다.

① 과거의 영광에 집착하기

② 감투나 명예에 집착하기

③ '죽고 싶다'는 말 남발하기

④ 남의 결점 이야기하기

⑤ 과거의 기준으로 충고하기

⑥ 건강식품, 건강정보 맹신하기

⑦ TV 앞에 종일 앉아 있기

제2장

성공적인 노화

1. 노화를 성공적으로 한다는 것은?

'성공적인 노화'의 개념은 1980년대 미국 맥아더 재단이 성공적 노화에 관한 연구를 지원하고 그 결과물이 발표되면서부터 보편화되었다. 그 연구에서는 기존의 노화 연구가 노인집단 내의 다양성을 간과하였다고 비판하면서, 나이가 들수록 사회적·신체적 습관이 신체 및 정신 건강에 더 중요한 결정 요인이 된다는 것을 밝혔다. 그리고 노화의 유형을 기존의 '병리적인 노화'와 '정상적인 노화'에서 '보통의 노화'와 '성공적인 노화'로 구분할 것을 제안하였다.

이들은 보통의 노화를 개인의 노력과 환경의 적절한 통제를 통하여 극복하거나 지연시킬 수 있다고 보고, 이를 '성공적 노화'로 개념화하였다. 이들은 성공적인 노화를 "노년기에 질병 없이 오랜 기간 인지기능과 신체기능이 잘 유지되어 다른 사람의 도움 없이 잘 살 수 있을 뿐만 아니라, 활발한 사회활동을 하고 있고 보람과 행복을 느끼는 상태"로 정의했다.

성공적인 노화란 한마디로 '잘 늙는 것'이다. 잘 늙어 가기 위해서 첫째는 신체적으로 건강해야 한다. 노화로 인한 장애를 느끼지 않는 다면 성공적인 노화의 절반은 달성한 셈이다. 노화는 누구나 피할 수 없는 현상이지만, 노력으로 신체적인 장애 정도까지 이르는 것을 예방할 수는 있다. 신체적으로 일상생활의 활동 능력을 유지하는 것이 성공적인 노화의 첫째 조건이라고 할 수 있다.

둘째는 정신적으로 인지기능이 감퇴하지 않고 잘 유지되어야 한다. 치매와 같은 질환으로부터 자유로워야만 성공적인 노화라고 할 수 있다. 인지기능은 뇌질환이 없다면 감퇴하지 않을 뿐만 아니라 오히려 향상될 수도 있다. 자유롭게 읽고 쓰고 말하고, 자기 인생을 성찰할 수 있어야 한다. 신체적인 건강만큼 인지기능도 중요하다.

셋째는 사회적 영역에서의 성공적인 노화이다. 원만한 대인관계를 바탕으로 하는 사회활동 참여가 중요하다. 성공적인 노화를 지향하는 사람은 가족관계에서부터 타인관계에 이르는 대인관계를 원만하게 유지한다. 그리고 지역사회 모임이나 동호인 모임 등에 적극적으로 참여한다. 혼자 고립된 삶을 살지 않고, 여럿이 어울려서 살아가는 삶이라고 할 수 있다.

이처럼 성공적인 노화는 신체적인 관점, 정신적인 관점, 사회적인 관점으로 평가하지만, 결국 인생의 모든 부분에 걸쳐서 이루어지는 것이다. 어느 한 영역에서 특출한 능력을 발휘하거나, 업적이 탁월하다고 해서 성공적인 노화라고 할 수는 없다. 성공적인 노화는 단순히 수명이 늘어나는 것을 넘어서 신체장애가 없고, 인지기능이 감퇴하지 않은 채, 활발한 사회활동을 하는 것이다.

캐롤 리프(Carol Ryff)는 성공적인 노화의 기준을 다음과 같이 다섯 가지로 제안했다.

첫째는 자기 인생을 긍정적으로 바라보는 자기수용의 자세가 있어야 한다. 자아존중감은 긍정적 자기수용의 결과라고 할 수 있다. 둘째는 타인의 도움 없이 스스로 독립적인 생활을 영위할 수 있는 자율성이 있어야 한다. 셋째는 주변 환경에 대한 적응으로, 어떠한 환경이라도 적응할 수 있는 능력이 있다면 성공적인 노화를 달성할 수 있다. 넷째는 나이 들어서도 인생의 목표가 있어야 한다. 내일 죽을지라도 사는 목표가 있다면 그 삶은 가치가 있다. 스스로 인생의 목표를 설정하고, 그것을 달성하기 위해서 노력해야 한다. 다섯째는 배움의 자세를 버리지 않는 것으로, 늘 새로운 것을 추구하고 경험하지 못했던 세계를 탐구하는 것이다. 나이 들어서도 배움의 끈을 놓지 말아야 한다.

2. 성공적 노화의 구체적 실천 방안

『성공적인 노년을 위하여』(2011)의 저자 박종한은 성공적인 노화를 다음과 같이 정리하여 제안한다.

"성공적인 노화는 인생의 모든 부분에 걸쳐서 이루어져야 하며, 어느 한 영역에서 특출한 능력을 발휘하거나 업적을 이룬다고 해서 되는 것은 아니다. 개인이 부대끼면서 생활하는 사회적 영역, 개인의 심리적 측면, 신체적인 영역까지를 아우른다. 사회적인 능력에는 독립적인 사회생활과 사회활동 참여가 포함되고, 심리적으로는 인생만족과 인지기능 보존이 필요하다. 신체적인 영역에는 장애가 없어야 하고 육체적으로 일상생활을 독립적으로 수행할 수 있어야 한다. 성공적인 노화는 평범한 사람들은 넘겨다 볼 수 없는 이상향이 아니고, 누구나 노력하면 도달할 수 있는 상태이다."

아울러 80대 후반의 나이가 되어서 일상생활을 수행하지 못하고, 질병과 인지기능장애로 다른 사람의 도움이 필요하다고 해서 성공적인 노화를 달성하지 못했다고 할 수 없다고 했다.

로우(Rowe)와 칸(Kahn)은 성공적 노화를 첫째, 질병과 장애를 피하고, 둘째, 높은 수준의 인지적·신체적 기능을 유지하며, 셋째 활기찬 인간관계 및 생산적 활동을 통하여 삶에 적극적으로 참여(active engagement with life)하는 것으로 제시하였다. 그리고 이 세 가지 요소는 위계적인 관계를 지니고 있어서 질병과 장애가 없으면 인지적·신체적 기능을 더 쉽게 유지하는 것이 가능하고, 인지적·신체적 기능을 유지함으로써 삶에 대한 적극적인 참여가 가능하다는 것이다.

1) 신체 건강 유지

65세 이상 노령층에서 급·만성질환 유병률은 전 국민 평균치의 2배 이상 높은 수준이며, 그중에서도 주요 성인질환인 고혈압, 당뇨, 뇌혈관질환 유병률은 연령이 높을수록 상승하는 경향이 뚜렷하다. 국민건강보험공단에 의하면, 우리나라의 고혈압, 당뇨, 뇌혈관질환은 3년간 30% 이상 증가하였으며, 이에 따른 진료비는 전체 진료비의 90%를 점유하고 있다.

질병도 문제지만 일상생활을 하는 데 불편함을 느끼고, 제 힘만으로 정상적인 생활을 영위하지 못하는 장애가 발생하는 것이 더 문제가 된다. 다른 사람의 도움을 받을 수밖에 없다면 노년의 삶의 질이 현저하게 떨어질 수밖에 없다. 수명은 늘어나는데 만성병이나 장애에 시달린다면 성공한 삶이라 할 수 없다. 이러한 질병과 장애의 기간을 줄여야 한다는 것이 '질병의 압축'이다. 질병 압축은 만성병이나 장애의 발생 시기를 늦추고, 평생 누적 질병 기간을 줄이는 것이다. 다시 말해, 만성병이나 장애가 시작되어서 사망할 때까지의 기간을 줄이는 것이다.

성공적인 노화를 바란다면 무엇보다도 신체 건강이 우선되어야 한다. 만성병과 장애를 줄이려면 예방이 중요하다. 한의학에서 질병으로 가기 전 상태를 미병이라고 하는데, 미병 상태를 잘 관리하는 것이 신체 건강을 유지하는 요점이 된다.

2) 사회적 지지

사회적 지지는 한 개인이 그의 대인관계로부터 얻을 수 있는 모든 긍정적 자원을 의미한다. 가족, 친척, 이웃, 친구, 직장동료 등 사회 관계망에 있는 사람들과의 연계를 통해 정서적 관심, 위로, 실질적인 도움, 이해 등의 교환을 통해 얻을 수 있는 자원을 말한다.

사회적 지지를 받는 사람은 일상생활 수행능력이 좋고, 자아존중 감이 높다. 자아존중감이 높을수록 주관적 건강 상태도 좋다. 그러 한 관계에 있는 사람은 자신이 관심과 사랑을 받는 가치 있는 존재로 서 존중받는다고 느낀다. 사회적 지지는 여러 가지 방식으로 심리적 만족과 신체적 건강을 향상시키는 것으로 보고되었다. 이것은 사회 적 관계를 통해 바깥 세계와의 연대를 유지함으로써 노년기의 역할 상실로 인한 정체감의 위기를 극복할 수 있기 때문이다.

노령층에서 사회적 지지 수준에 따라 주관적 건강과 객관적 건강 상태에 유의미한 차이가 발생한다. 사회적 지지가 낮을수록 만성질 환이 많았으며, 사회적 지지를 많이 받을수록 그 수가 적다.

3. 성공적 노화를 위한 개인적 노력

성공적인 노화를 성취하기 위해서는 개인적인 노력이 선행되고, 국가 사회적인 지원이 뒷받침되어야 한다. 이 책에서는 국가 사회적인 지원 부분은 별도로 하고 개인이 어떤 노력으로 성공적인 노화에 다가갈 수 있는가를 제안해 본다. 성공적인 노화는 신체 장애가 없는 것은 물론이고, 정신 부분과 사회 활동까지 포함해서 다음과 같이 요약된다.

1) 신체 장애를 예방하기 위한 노력

- 적절한 체중을 유지한다. 과체중은 대사증후군을 유발하고, 고혈압, 당뇨병과 같은 질환 발병률을 높인다.
- 금연한다. 흡연은 나 자신은 물론 주변 사람의 건강을 해친다.
- 음주는 적당히 한다. 그것이 안 된다면 금주를 해야 한다.
- 육체적인 운동을 한다. 걷기 운동을 꾸준히 해서 근육량이 줄어드는 것을 막아야 한다.
- 충분히 자야 한다. 하루에 최소 6시간 이상 자야 한다. 나이 들면 잠이 줄어드는데, 충분한 수면을 위해서라도 운동이 필요하다.
- 수분을 충분히 섭취한다. 노화의 대부분이 탈수와 관계가 있다. 넉넉한 수분 섭취는 노화 방지에 도움이 된다.

2) 정신건강 유지와 인지장애 예방을 위한 노력

- 나이 들수록 다양한 교육과 훈련에 참여하는 것이 좋다.
- 꾸준한 지적 활동이 인지 기능의 감퇴를 예방하는 지름길이다.
- 새로운 분야에 관심을 둔다. 자신이 평생 전념해 온 분야 이외에

다른 분야의 탐구는 정서적으로 긍정적인 효과를 일으킨다.

- 유머 감각을 갖는 노력이 필요하다. 서로 나누는 웃음은 건강한
  정신을 창출한다.

- 독서, 악기 연주, 등산, 바둑, 인터넷 활용 등의 취미 활동을 적극
  적으로 한다.

3) 사회적인 참여를 하기 위한 노력

- 많은 사람과 함께할 수 있는 동호회 활동에 참여한다.

- 봉사 활동을 통해서 베풀며 사는 삶을 살아야 한다.

4. 성공적 노화의 미래

앞으로의 성공적인 노화를 논할 때 노화의 개념을 다시 정립하는
것이 필요하다. 과거의 노화의 정의는 유전학설에 근거하였다. 생명
이 탄생해서 성장과 성숙을 거쳐서 사망하는 과정은 선천적인 프로
그램으로 진행된다는 것이 유전학설이다. 그러나 지금까지 살펴본
것처럼 노화는 단순한 도식에 따라 진행되는 것은 아니다.

대부분의 노령층에서 겪는 질병과 장애는 생활 습관에서 기인하
는 것이 많다. 치매와 같은 질환도 건강한 식생활과 규칙적인 운동,
끊임없는 정신활동으로 예방할 수 있다. 고혈압, 당뇨병, 심혈관질환

등이 모두 생활 습관에서 오는 질환들이며, 이들 질환은 유전적인 요인보다는 후천적인 생활 습관 때문에 발생하는 것이다. 나이 들었다는 것이 곧 질병의 원인이 되는 것이 아니며, 고령이라도 충분한 대비를 한다면 질병과 장애를 피해 갈 수 있다. 성공적인 노화 가능성은 이러한 논의로부터 시작된다.

성공적인 노화를 위한 준비는 물론 삶에 이어지는 죽음을 겸허히 받아들이는 것에서 출발해야 하지만, 종래에, 피할 수 없는 부정적 과정으로서의 노화가 아닌 시공간적으로 확대된, 즉 기능적 증진이나 자신의 노력에 따라 최대한 조절할 수 있는 선택적인 변화로서의 노화라는 인식 전환이 선행되어야 한다.

맥아더 재단이 10년간 스웨덴의 2만 5,000여 일란성 쌍둥이 집단을 대상으로 연구한 결과에 따르면, 인간의 수명이 유전적 요소에 따라 좌우되는 것은 불과 30%이고, 나머지 70%는 환경과 생활양식 등 후천적 요소에 의하여 조절된다. 따라서 고령층에서 겪는 질병과 장애는 대부분 후천적으로 개인의 노력으로 극복할 수 있는 부분이 많다. 이렇게 보면 노화 과정이란 우리의 환경조건, 식생활, 육체 활동 등의 생활양식을 적절히 조절하고 어느 정도까지는 억제할 수 있다는 뜻이다. 이것이 바로 우리 스스로의 노력으로 성공적 노화가 가능하다는 것을 말해 준다.

맥아더 재단의 또 다른 연구는 우리가 알고 있는 노화 현상은 과장되어 있으며, 기능 퇴화와 상실의 많은 부분은 예방될 수 있는 것임을 시사한다. 기능상실이 온 상황이라고 해도 많은 종류의 기능상실은 일정 부분 회복할 수도 있다는 것이다.

성공적인 노화는 노년기에 질병 없이 인지기능과 신체기능을 잘 유지하며 종착역에 다다르는 것이다. 나이 들어서도 다른 사람의 도움 없이 일상생활을 하면서, 많은 사람과 사귀고 교류하면서 행복과 보람을 느끼는 것이 성공적인 노화이다. 대부분의 노화 현상은 개인적인 노력으로 극복할 부분이 많다는 것을 인식하고 적극적으로 대처하면 성공적인 노화를 달성할 수 있다.

5. 한의학에서 보는 성공적인 노화

성공적인 노화는 항노화 개념과는 다른 것이다. 늙어가는 것을 수용하는 입장에서 시작하는 것이 성공적인 노화론이라 할 수 있고, 항노화는 늙음 그 자체를 부정하고 거부하려는 개념이다. 성공적인 노화에 관한 논의는 노화와 죽음을 필연적인 것으로 겸허히 받아들이는 데서부터 출발한다. 노화를 인간 삶의 한 과정으로 보고 부정적인 것으로 치부하지 않는 태도가 필요하며, 죽음도 그와 같은 태도로 맞이하는 것이다. 이러한 삶의 자세를 순천도(順天道)라고 해서 하늘의 뜻에 거스르지 아니하고 따른다는 것이다. 성공적인 노화는 항노화와는 다르게 자연에 순응하는 기본 자세를 갖추는 데서 시작되는 것이라 할 수 있다.

한의학에서 성공적인 노화는 자연에 순응하고, 스스로 심신을 닦아 어떤 경지에까지 이르는 것이다. 개인적인 수련과 노력을 성공적인 노화의 필수과정으로 보는 것이다. 성공적인 노화를 달성한 사람을 『황제내경』 소문에 다음과 같이 나누어 기술하고 있다.

옛날에 진인(眞人), 지인(至人), 성인(聖人), 현인(賢人)이 있었다. 황제는 "내가 듣건대 상고시대(上古時代)에는 진인(眞人)이 있었는데, 그는 자연의 법칙을 잘 알고 있었다. 그뿐만 아니라 음양과 호흡과 정기를 잘 파악함으로써 그에 맞게 잘 지켜서 신기와 힘살을 온전하게 하여 오래 사는 것이 천지와 같이 끝이 없었다. 이것은 그가 양생하는 법칙에 맞추어 살았기 때문이다.

중고시대(中古時代)에는 지인(至人)이 있었는데, 그는 도덕을 잘 지켰고 음양에 적응하였다. 그리고 사철의 기후에 맞게 생활하였고 세상 풍속을 떠나서 정을 간직하고 신을 온전히 하여 천지 사이를 오갈 수 있었으며 먼 곳까지 보고 들었다. 그리하여 그는 오래 살게 되었으며 건강해서 역시 진인과 같이 되었다.

그다음 성인(聖人)이 있었는데, 천지조화에 따라 지냈으며 8풍(八風)에 잘 적응하였다. 또한 보통 사람들처럼 욕심도 부리지 않았고, 성내는 일이 없었으며, 풍속에 벗어나는 행동을 하지 않았고, 세상에 없는 일을 하려고 하지 않았다. 그리고 겉으로는 일로 몸을 과로케 하지 않았으며, 속으로 걱정하지 않으면서 마음을 즐겁게 하고 만족하는 데 힘을 썼다. 그리하여 몸이 상하지 않고 정신을 흩어놓지 않았기 때문에 100살을 살 수 있었다.

그다음 현인(賢人)이 있었는데, 그는 자연의 법칙에 따라 해와 달과 별이 돌아가는 것과 음양의 변화에 순응되고 사철을 가릴 줄 알았고 힘써 상고시대 사람을 따라 양생하는 법칙에 부합되게 하였기 때문에 역시 수명을 연장시켜 오래 살았다."고 하였다.

이상의 내용은 상고시대에 모든 사물 이치에 아주 밝고, 양생을 잘해서 오래 사는 사람들을 추상적으로 네 가지 분류로 나누어 놓은 것이다. 평범한 사람이 이러한 경지로 다가가기는 물론 쉽지 않을 것이다. 하지만 이러한 내용은 성공적인 노화를 달성할 수 있는 개인적인 노력의 방향을 제시하고 있다.

성인의 덕목은 욕심도 부리지 않고, 성내는 일이 없으며, 풍속에 벗어나는 행동을 하지 않고, 세상에 없는 일을 하려고 하지 않는다. 그리고 겉으로는 일로 몸을 과로케 하지 않으며, 속으로 걱정하지 않으면서 마음을 즐겁게 하고 만족하는 데 힘쓴다. 현인 역시 자연의 법칙에 따라 음양의 변화에 순응하고, 사철에 따른 양생법을 실천하며, 옛사람들의 양생하는 법칙에 부합되게 하는 것이다.

이처럼 성공적인 노화를 달성하는 비법으로 법우음양(法于陰陽), 화우술수(和于術數), 음식유절(飮食有節), 기거유상(起居有常), 불망작

노(不妄作勞) 등 구체적인 실천 방법을 제시하였다. 한의학에서 말하는 성공적인 노화는 자신의 노력 여하에 따라서 얼마든지 노화의 과정이 바뀔 수 있음을 강조한다. 시간에 종속된 부정적인 노화가 아닌, 시공간적으로 확대된 기능적인 증진이 개인적인 노력으로 가능하다는 것을 말하고 있다.

6. 장수와 성공적인 노화

오래 사는 것을 성공적인 노화라고 할 수 있을까? 100살이 넘게 사는 것만으로 성공적인 노화를 달성했다고 볼 수 있을까? 한마디로 말해 오래 사는 것과 성공적인 노화는 별개다. 노년층에서도 무작정 오래 사는 것을 바라지 않는다는 조사 결과도 있다. 장수보다는 삶의 질이 더 중요한 것이다.

장수라는 것은 말 그대로 오래 사는 것이다. 우리나라 평균수명은 2011년 남녀 평균 80이 넘는 세계적인 수준이다. 1945년 평균수명이 남자 45.6세, 여자 50.7세에서, 1960년 남자 51.1세, 여자 53.7세로 늘어났다. 2000년에는 남자 72.1세, 여자 79.5세가, 2010년 남자 78.8세, 여자 82.3세로 남녀 합계 평균 80세를 넘어섰다.

평균수명이 80세가 넘는다는 것은 80대에 사망하는 사람이 많다는 것이다. 이를 최빈사망연령이라고 한다. 최빈사망연령을 기준으로 2010년부터는 90세 시대라고 한다. 최빈사망연령이 90대로 올라서면, 그때는 백세시대라고 한다. 앞으로 우리나라는 백세시대가 눈앞에 다가오고 있는 셈이다. 이렇게 장수하는 시대에, 오래 산다는 것은 당연한 사회적 추세이다.

그러나 이렇게 오래 살아도 건강하지 못하면 축복받는 장수가 아니며 성공적인 노화라고 할 수 없다. 고혈압과 당뇨병 같은 질병으로 평생 약을 떠날 수 없는 삶, 일상 활동에 지장을 받을 정도의 장애, 그리고 치매와 같은 인지장애와 함께해야 한다면 오래 살아도 그 삶의 질은 떨어질 수밖에 없다. 누군들 불로장생을 마다할 것인가? 그러나 건강이 뒷받침되지 못한 채 오래 산다는 것은 바람직한 것이 아니라는 이야기이다. 결국 삶의 질이 중요하다는 것이다.

성공적인 노화를 위한 개인적인 노력이 필요한 것은 이 때문이다. 성공적인 노화를 추구하여 삶의 질을 높이면서 장수해야 한다. 삶의 질을 높이는 적극적인 방법은 건전한 생활태도와 다양한 인간관계, 쉬지 않는 사회활동이다. 아울러 자신의 내면을 다스리는 능동적인 자기 성찰도 필요할 것이다.

제3장

양생법

1. 양생(養生)이란?

양생(養生)은 섭생(攝生), 위생(衛生), 도생(道生), 양성(養性)이라고
도 하는데, 몸과 마음을 건강하게 하여 질병을 예방하고 생명력을 기
르는 것이다. 다시 말해 양생은 기(氣)를 기르고 축적하여 불로장생
하고자 먹는 것과 생활하는 것을 순리에 맞게 하고, 정신을 수양하며
신체를 단련하는 것이다.

양생은 처음에는 불로장생을 추구하는 신선사상(神仙思想)에서 비
롯되었으나 점차 신체를 건강히 보전하여 수명을 온전히 보전하려
는 일상의 문화로 자리매김해 왔다. 한의학에서는 정신과 육체를 나
누어 보지 않고, 그 둘이 어우러져 생명을 이룬다고 본다. 즉 정신과
육체 모두 하나의 기(一氣)에서 비롯된 것이므로, 양생하여 기를 수
련하면 정신과 육체에 모두 영향을 미칠 수 있다고 본다.

양생은 육체와 정신의 원천인 기를 잘 흐르게 하는 것('養'한다고 표

현함.)이다. 육체와 정신을 함께 보전하는 것이 바로 양생의 길이다. 한의학에서는 인체를 우주와 같은 구조로 된 소우주라고 보기 때문에 양생을 하기 위해서는 하늘의 이치에 순응하여야 한다고 생각한다. 즉 자연에 순응하는 것을 양생의 법도로 생각하는 것이다.

인간은 자연으로부터 왔다. 그러므로 자연의 흐름에 순응하는 것이 올바른 삶의 길이다. 그것이 곧 양생(養生)이다. 양생은 특별한 일이라기보다 일상생활을 천리(天理)에 맞게 하여 태과(太過, 넘치는 것)나 부족(不足, 모자라는 것)이 없도록 하는 것을 말한다.

양생을 구체적으로 실천하는 것을 양생법이라고 하는데, 음식양생, 정혈(精血)양생, 경락양생, 정신양생, 수신양생, 조기(調氣)양생, 감독(減毒, 독소를 줄이는 것)양생, 계절양생 등이 있다. 양생에서의 양(養)은 보양(保養), 조양(調養), 보양(補養)의 의미이고, 생(生)은 생명(生命), 생존(生存), 생장(生長)의 의미를 나타내어 '양생'은 생명을 보호하고 잘 기른다는 뜻이다.

이에 관한 『황제내경』의 언급을 보자.

> 자고로 현명한 자는 양생을 하느니, 사계절의 변화에 순응하며 추위와 더위에 적응하고, 희노의 감정에 분별없이 몸을 맡기지 아니하며, 음양을 다스려 몸과 마음을 조화롭게 하고 강약 조절을 하면 질병을 피할 수 있고, 장생을 누리게 된다.(故智者知養生也, 必順四時而適寒暑, 和喜怒而安居處, 節陰陽而調剛柔 如是辟邪不止, 長生久

視)

성인은 몸에 기이한 병이 없으며 생기가 다하지 않아서 뿌리를 따르게 된다.(聖人所以身無奇病, 生氣不竭者, 以順其根也)

뿌리에 거역하며 근본을 치면 진짜가 무너지게 된다.(逆其根, 則伐其本, 壞其眞矣)

그래서 음양과 4계절은 만물의 끝과 시작이며 생사의 근본이니, 그것에 거역하면 재해가 생기며, 따르면 가혹한 질병이 일어나지 않으니, 이를 도를 얻었다고 한다.(故陰陽四時者, 萬物之終始也, 死生之本也, 逆之則災害生, 從之則苛疾不起, 是謂得道)

성인이 이미 병듦을 치료하지 않고 아직 병들지 않음을 치료하며 이미 혼란함을 치료하지 않고 혼란되기 전을 치료하니 이것을 말함이다.(聖人不治已病 治未病, 不治已亂 治未亂, 此之謂也)

병이 이미 생성한 뒤에 약을 주고, 혼란이 이미 생성한 뒤에 치료함은 비유하면 목마르면 우물을 파고, 싸울 때 병장기를 주조함이니 또한 늦지 않겠는가?(病已成而後藥之, 亂已成而後治之, 譬猶渴而穿井, 鬪而鑄兵, 不亦晚乎)

2. 양생 사상의 유래

양생은 동서양을 막론하고 문명이 시작되고부터 중요한 관심사였을 것이다. 서양에서는 히포크라테스와 플라톤 양생 사상이 전해 온다. 기원전 5세기경 히포크라테스는 "만물의 근본은 물과 불로 이루어진다."는 수화생성설(水火生成說)을 바탕으로 식생활, 운동, 마사지, 목욕, 수면 등에 대해서 언급했다. 인간의 건강생활은 식생활을 합리적으로 하는 것은 물론, 음식물의 섭취와 운동에 의한 소모 균형을 무시하고는 유지될 수 없다고 강조하였다.

서양문화의 철학적 기초를 마련한 고대 그리스 철학자 플라톤은 체육을 어려서부터 시작하여 건강관리를 하였으며, 체육 교육의 중요성을 역설하였다. 플라톤 양생법은 신체 단련은 물론이고, 음식과 성욕에 대해 언급하고 있다. 플라톤은 과식의 문제점을 강조하고, 산해진미의 식단을 피하라고 조언한다. 성욕도 지나치면 건강을 잃게 된다고 주장했다.

중국에서는 음양오행관을 기반으로 하는 양생관이 기원전 3000년경에 성립되었다고 한다. 인간을 자연 우주에서 파생된 소우주라고 보는 관점을 기초로 양생법을 발전시켜 왔다. 고대의 사서(史書)인 『여씨춘추』에는 중원 지방에 홍수가 계속되어 백성들이 근육병과 관절병에 시달렸으나 춤으로 근골(筋骨)을 풀어 병을 고쳤다고 기록이 전한다. 한의학의 원전인 『황제내경』에도 많은 양생법이 소개되었으며, 이후 『천금요방』, 『소씨제병원후론』, 『의학입문』 등에도 갖가지 양생법들이 기록되어 있다.

우리나라에서는 주로 중국 도가의 영향을 받으며 양생법이 성립

되었다. 조선 초기에 발간된 『의방유취』는 당·송·원·명대의 의학서들을 참조하고 집대성한 책으로, 264권이나 되는 방대한 책이다. 『의방유취』에는 천금방, 천금월령, 요선활인심 등에서 인용한 도인법이 실려 있다. 이 도인법들은 조선의 유학자들이 질병 예방과 수련법으로 활용하였다. 퇴계가 실행한 도인양생법은 정신 수련은 물론 신체단련 체조에 이르기까지 다양한 내용을 담고 있다.

『동의보감』에서는 더욱 다양한 양생법과 도인체조법을 기술하고 있다. 『동의보감』에서 제시하는 양생법은 불로장수의 비결이 아니라, 철저한 자기 배려의 기술이자 삶의 기술이다. 즉, 양생법은 외부에서 주입되는 의술이 아니라 자기 욕망을 스스로 조율하는 삶의 기술이고 소통의 지혜이다. 도가의 양생법은 불로장생이 목표였으나, 민간에서는 점차 몸을 건강하게 하는 양생법으로 바뀌게 되었다.

『동의보감』 이후에 조탁은 자신의 저서 『이양편(二養編)』에서 유가적 양생론을 새롭게 제시하였다. 조탁은 인간의 신체가 소우주일 뿐만 아니라 부모로부터 물려받은 소중한 것임을 인식하고, 내 몸을 보호하는 것이 효이며 양생이라고 했다. 이를 유가적 신체 존중사상이라고도 부른다. 이처럼 양생이란 음양을 다스려 몸과 마음을 조화롭게 하고, 생명을 보호하고 잘 기른다는 뜻이다.

3. 『동의보감』 양생법

『동의보감』에서는 기문(氣門)에 조기결(調氣訣), 태식법(胎息法)과 육자기결(六字氣訣)이, 신형문에 반운복식(搬運服食), 금액환단법(金液還丹法)과 안마도인(按摩導引), 그리고 오장육부문에 수양법과 도인법(導引法)이 기록되어 있다. 또한 이(耳), 비(鼻), 구(口), 치(齒)의 수양법이 있으며, 도인법은 전음(前陰), 각기(脚氣), 적취(積聚), 사수(邪祟) 등에 나온다. 이처럼 많은 부분에 언급한 것을 보면 기공(氣功)을 매우 중시하였음을 알 수 있다.

『동의보감』에서는 '호흡(呼吸)은 양기(陽氣)인데, 동작을 하게 되면 정기신을 자양(慈養)한다.'라고 하여 호흡을 인체 내의 양기(陽氣)로 인식하였다. 『동의보감』 기문(氣門)에서는 천지와 인체는 같은 이치로 운행되는데, 천지의 개벽(開闢) 작용은 인체에서 호흡이라고 하였다. 이 호흡이 자연스럽게 진행되면 숨을 내쉬면 양(陽)이 열리고, 숨을 들이쉬면 음(陰)이 닫혀 음양의 변화가 나타나서 기(氣)의 운행이 자연스럽게 된다. 그 운행이 자연스러울수록 천지를 닮아 장수하는데, 이런 호흡의 발생 근원은 배꼽 밑에 모인, 즉 단전(丹田)의 선천원기(先天元氣)에 의존한다고 하였다.

1) 조기결(調氣訣)

조기(調氣)는 체내의 기(氣)를 고르게 하는 것이다. 『동의보감』에서는 조기 방법을 구체적으로 제시하였다. 주로 와공(臥功)을 택하여 편히 누워서 하되 숨을 고요히 하며, 오정부터 자정까지는 사기(邪氣)가 오므로 하지 말고, 또한 일기(日氣)가 불순할 때에는 기(氣)를 취하지 말 것이며, 토(吐)하는 것은 사기(死氣)요, 들이쉬는 것은 생기(生氣)라고 하여 호흡하는 기의 차이를 명확히 하였는데, 이는 매우 실용적이며, 임상 면에서도 가치가 있다.

2) 태식법(胎息法)

『동의보감』에서는 태식(胎息)의 구체적인 방법과 그 내원(來源)을 밝히고 있는데, 태식을 조식(調息)의 최상법으로 인식하였다. 본래의 태식법은 태아(胎兒)가 뱃속에서 배꼽으로 호흡하는 것이다. 도인법에서는 호흡을 조절하여 천천히 쉬다가 나중에는 입과 코로 쉬지 않고 다만 배로 숨 쉬는 것으로, 태아(胎兒)가 숨 쉬는 것과 같다고 하여 태식법이라 한다. 이는 오장육부의 근원이 되고 12경맥의 뿌리가 되며 호흡의 문이 되고, 삼초(三焦)의 근원이 되는 하단전에 호흡의 기(氣)가 이르도록 하기 위해서이다.

3) 육자기결(六字氣訣)

육자기결(六字氣訣)은 육자결(六字訣)이라고 하는데, 일종의 소리 수련법이다. 대상이 되는 인체의 장부(臟腑)와 공명(共鳴)하는 소리를 내쉬는 숨과 함께 하는 수련법으로, 여러 가지가 있다. 『동의보감』육자기결에서 간기(肝氣)를 천천히 뿜고[噓], 심기(心氣)를 덥히듯 뿜으며[呵], 비기(脾氣)를 뿜고[呼], 폐기(肺氣)를 가쁘게 뿜으며[呬], 신기(腎氣)를 빨리 뿜고[吹], 삼초기(三焦氣)를 한숨 쉬듯 뿜는데[嘻], 그 법은 입으로 토(吐)하고 코로 흡(吸)함으로써 능히 병을 제거하고 수(壽)를 늘리는 것이라 하였다. 간(肝)이 허(虛)할 때는 눈이 정기(精氣)를 내는 듯하고, 폐(肺)가 기(氣)를 마실 때에는 두 손을 꽉 버티고 쥔다. 심(心)이 '하(呵)'할 때는 이마 위에 차수(叉手)를 연하고, 신(腎)이 '취(吹)'할 때는 무릎을 껴안아서 평(平)하게 한다. 비병(脾病)엔 입을 오므리고 호(呼)하며, 삼초(三焦) 객열(客熱)은 누워서 '희(嘻)'한다.

4) 반운복식(搬運服食)

반운복식(搬運服食)은 침을 삼키는 수련법의 하나인데, 액체(液體) 복기(服氣)법에 속하며, 이를 행하면 기(氣)가 단전에 모여서 원양(原陽)을 보한다. 『동의보감』에서는 침을 진액으로 중시하였으며, 기공(氣功)에서도 마찬가지이다.

5) 환단내련법(還丹內煉法)

환단내련법(還丹內煉法)은 반운복식과 마찬가지로 액체 복기법의 일종으로 약물을 삼키는 공법을 가세한 것이다. 반운과 금액(金液) 환단(還丹)은 액체를 삼킬 때 공법을 가미한 것이다.

6) 안마(按摩) 도인(導引)

안마(按摩)는 인체 외부를 두들기고 문지르는 것이다. 도인(導引) 호흡과 동작을 일치시켜 인체를 굴신(屈伸)하는 것이다. 안마와 도인은 체내·외의 혈기 순환을 촉진시켜 인체를 건강하게 하며 질병을 예방하고 노화를 막는 방법이다. 현대의 안마나 도인[체조]도 여기에서 크게 벗어나지 않으며, 그 실용 가치 또한 크다고 하겠다.

7) 오장수양법(五臟修養法)

오장수양법(五臟修養法)은 오장(五臟)을 보(補)하기 위한 호흡법으로, 월, 일, 시, 방향을 오행에 연관시켜 호흡에 적용한 것이다. 오장 도인법은 간(肝)은 하복(下腹), 심(心)은 흉부(胸部), 비(脾)는 복부(腹部), 폐(肺)는 배부(背部), 신(腎)은 요(腰) 부위에 동작이 주로 작용하게 하여 풍사(風邪)와 적취(積聚)를 제거하는 것이다.

8) 곤륜수양법(崑崙修養法)

사람이 오래 살려면 곤륜(崑崙)을 수양해야 한다. 즉 머리털에 빗질을 많이 하며, 손은 항상 얼굴에 있고, 이를 마땅히 자주 마주치고 침을 항상 삼키며, 기는 마땅히 정련(精練)해야 하는데, 이 세 가지가 가장 좋은 방법이다. 곤륜(崑崙)은 머리를 말한다.

4. 양생과 기(氣)

　건강법을 이야기하려면 기(氣) 개념을 이해해야 한다. 전해 오는 다양한 양생법들도 기와 관련된 것들이 대부분이다. 건강해지기 위하여 기를 수련하고, 기를 모으는 것이 양생법이다. 그렇다면 기(氣)란 어떤 것일까?

　기(氣)를 설명하는 가장 기본적인 개념은 기(氣)는 모든 사물을 구성하는 기본 요소 및 본질이라는 것이다. 다르게 표현해서 기는 에너지이면서 물질의 가장 작은 단위이다. 기(氣)의 개념은 이처럼 에너지와 물질을 넘나드는 것이다. 그러므로 한의학에서는 마음과 몸이 개별적인 존재가 아니라 상관(相關)되고 상보(相補)하는 존재라고 본다. 기(氣)에 관한 과학적인 연구 결과도 기가 일종의 에너지이며 동시에 물질적인 측면이 있다는 것으로 증명이 되었다.

　인류는 오래전부터 물질이 어떻게 이루어져 있는가를 탐구해 왔고, 궁극적인 기본 물질을 밝히고자 했다. 물질의 성질이 변하지 않는 최후의 기본단위는 분자이며, 분자를 분석하면 원자로 이루어져 있다. 한동안 원자가 물질의 마지막 단위라고 생각했으나 원자는 쿼크라는 소립자로 구성되어 있음을 양자역학에서 밝혀냈다. 소립자보다도 더 '작은' 단위도 존재할까? 현대 과학은 '물질'의 가장 작은 단위 이하는, 물질이 아닌 세계로 나아간다고 밝힌다. 이것을 동양사상의 관점으로 설명하는 것이 기(氣) 개념이라고 할 수 있다.

기(氣)는 에너지도 되고 정보도 되는 양자를 모두 겸하는 단위로 볼 수 있다. 원자라는 물질 단위도 기가 뭉친 것이며, 분자 단위 역시 기가 더 큰 범위로 뭉친 것이다. 당연히 분자 단위를 넘어서는 물질 단위 역시 기의 결실이다. 세포, 조직, 장기, 개체의 순으로 기(氣)는 생명체를 구성한다. 내 몸이라 하는 것은 이처럼 기가 뭉쳐서 만들어진 것이며, 정신 역시 기의 작용으로 존재하는 것이다.

기(氣)는 에너지와 정보를 동시에 가지고 있다. 기는 에너지로 인식될 수도 있으며, 뭉쳐지면 물질로도 나타난다. 모든 물질은 기가 뭉쳐진 것이라고 할 수 있다. 에너지 상태였던 기가 빅뱅을 거치면서 물질로 변화한 것이다. 물질은 다시 조건에 따라 에너지로 변화할 수 있다. 물질은 기가 뭉쳐진 것이므로 다시 기(에너지)로 바뀔 수 있는 것은 당연하지 않은가.

무생물이나 생물은 모두 기가 뭉쳐서 만들어진 존재라고 할 수 있다. 기로서 이루어진 존재이기 때문에 기가 원래부터 가지는 에너지 측면 역시 동반된다. 생물이든 무생물이든 기가 존재하며, 무시로 흐르고 있다. 기(氣)를 관찰하면 '아주 미세하고 작은 움직임이나 경향' 또는 '무엇을 움직이는 어떤 힘'으로 표현된다. 이는 기를 매우 사실적으로 설명해 주고 있다.

우리 몸은 기(氣)로 이루어져 있으며, 기가 흐름으로써 기능한다. 즉 살아간다. 기가 흐르는 통로를 경락(經絡)이라고 한다. 우리 몸에 흐르는 기는 대우주인 자연과 그 기를 주고받는 순환을 하고 있다.

우리가 평소에 인식하거나 감지하지 못하지만, 인간은 대우주에서 파생된 소우주이기에 자연의 영향을 받는 것은 당연하다. 양생은 이 기(氣)를 기르고 보존하는 방법론이다.

한의학에서는 정·기·신(精氣神)을 삼보(三寶), 즉 세 가지 보물이라고 이야기한다. 기(氣)가 뭉쳐서 우리 몸을 구성하는 기본 단위인 정(精)이 되고, 정신의 중추를 이루는 신(神)이 된다. 정(精)과 신(神)은 기가 변화한 것이다. 정(精)이란 생명의 원천이며, 기(氣)는 생명을 유지, 활동하게 하는 근원(根源)이다. 그리고 신(神)은 정과 기를 바탕으로 나타나는 정신작용이다. 양생은 이러한 정·기·신 삼보(三寶)를 보전하고 유지하는 것이다.

양생은 음양을 다스려 몸과 마음을 조화롭게 하고, 생명을 보호하고 잘 기르는 것으로, 구체적으로 음식과 기거(起居)를 순리에 맞게 하고, 정신을 수양하며 신체를 단련하는 것이다. 이 모든 것은 기가 막혀서 정체되거나 고이지 않고 잘 순행되게 하며, 단련을 통해서 기를 강화하여 생명 활동에 도움이 되게 하는 것이다.

5. 기(氣)에는 여러 종류가 있다

우리 몸에 흐르는 기(氣)는 다양한 형태로 존재한다. 음양론에 따라서 기는 음기(陰氣)와 양기(陽氣)로 표현된다. 음기는 축적되는 성질이 있고, 양기는 발산되는 성질이 있다. 이는 기(氣)의 성질을 판단하는 기준이 된다. 기를 보는 위치에 따라서는 인체 외부의 외기(外氣)와 인체 내부의 내기(內氣)로 나눈다. 피부에 흐르는 위기(衛氣)와 장부 안쪽으로 흐르는 영기(營氣)로 구분하기도 한다. 그리고 부모에게서 받은 유전적인 형질인 선천지기(先天之氣)와 생활 습관과 수련을 통해서 달라질 수 있는 후천지기(後天之氣)로 나눌 수도 있다.

양생에서 중요한 것은 정기(正氣)와 사기(邪氣)이다. 정기는 우리 몸을 건강하게 하거나 이롭게 하는 기(氣)로서, 우리 몸이 외부 병인(病因)에 저항하는 자연치유력 같은 것이다. 사기는 병을 일으키는 원인이나 조건이 되는 기를 말한다.

우리 몸이 건강하다는 것은 정기(正氣)와 사기(邪氣)의 싸움에서 정기가 사기를 누르고 있다는 것이다. 반대로 질병 상태는 사기가 정기를 이기고 있다는 것으로 설명할 수 있다. 우리 몸의 건강상태는 정기가 어느 정도 정상적인 활동을 하고 있는가, 아니면 사기가 얼마만큼 활동하고 있는가로 결정된다.

『황제내경』에서는 "정기(正氣)가 허(虛)하면 사기(邪氣)가 침입한다."고 하여 질병은 몸 안에 있는 정기가 약하기 때문에 생기는 것이지, 외부 질병 인자인 사기가 중요하지 않다고 하였다. 내 몸의 정기만 잘 갖추어진다면 외부 영향인 사기는 얼마든지 물리칠 수 있다는 뜻이다. 따라서 외부 질병 요인에 신경 쓰기보다도 내 몸의 저항력인 정기를 기르는 것이 더 중요하다는 것이다.

한의학에서는 양생법으로 음식을 절도 있게 먹으라는 음식유절(飲食有節), 생활규칙을 일정하게 유지하라는 기거유상(起居有常), 그리고 함부로 과로하지 말라는 불망작로(不妄作勞) 양생법을 강조한다. 이러한 양생법이 정기(正氣)를 기르고, 사기(邪氣)를 물리치는 방법론이라고 할 수 있다.

6. 양생은 기(氣)를 기르고 저장하는 것

양생은 인간을 기가 모여서 형성된 생명체로 보는 데서 시작된다. 음양 이기(二氣)가 모이면 생명체가 되며, 생명이 끝나면 이것이 흩어져 본래 자리로 돌아간다. 생명현상은 음과 양의 기운이 교차하는 현상이고, 이러한 음양의 교합을 도(道)라고 하였다. 이러한 도를 계승한 것이 선(善)이며, 선을 이룬 것이 성(性)이라 했다.

양생의 구체적인 방법은 육신을 움직이고 조절하는 도인법, 호흡 조절로 생명력을 높이는 호흡법, 마음을 바르게 하는 수양법 등이 있다. 이를 기공수련에서는 조신(調身), 조식(調息), 조심(調心)이라고 해서 수련의 3요소라고 했다. 오늘날 전해지는 모든 수련법은 구조적인 육신과 생명의 원천인 호흡, 그리고 육신을 통제하는 마음을 통합하여 행하고 있다.

양생은 인간을 기론(氣論)적인 존재로 인식하여 정·기·신 삼보

(三寶)를 개선하고 보전하려는 것이다. 인간은 음양의 교합이라는 도(道)를 실천할 수 있으며, 이러한 도를 계승할 수 있는 선(善)한 존재이다. 인간은 하늘로부터 받은 품성이 선(善)한 것이다. 양생은 이러한 선으로 돌아가는 과정이다. 그러기에 물과 같이 겸손하고, 익은 벼와 같이 고개를 숙이는 삶이 양생의 출발점이다. 양생은 타고난 선천의 기를 회복하려는 데 있다.

태을진인 칠금문

『동의보감』 내경(內景)편 제1권 섭양요결(攝養要訣) 장에 실린 글이다. 허준이 예방의학 차원에서 평상시 지켜야 할 건강수칙으로 소개한 것으로, 기를 기르는 방법을 서술한 것이다.

① 말을 적게 해 내기(內氣)를 길러라(小言語 養內氣).

② 색욕을 조심해 정기(精氣)를 길러라(戒色慾 養精氣).

③ 입맛을 담백하게 해 혈기(血氣)를 길러라(薄滋味 養血氣).

④ 진액을 보존해 오장의 기운을 길러라(嚥精液 養臟氣).

⑤ 분노를 조절해 간장의 기운을 길러라(莫嗔怒 養肝氣).

⑥ 음식을 조절해 위장의 기운을 길러라(美飮食 養胃氣).

⑦ 생각을 적게 해 심기(心氣)를 길러라(少思慮 養心氣).

7. 일상생활에서의 양생

양생법에서는 식생활을 절도 있게 하고 생활을 규칙적으로 하며, 함부로 과로하지 않는 생활 강령이 강조된다. 『황제내경』에서는 다음과 같이 양생법에 따른 삶의 모습을 기술하고 있다.

외부의 나쁜 기운을 피하고 편안하게 마음을 비우면 진기(眞氣)가 모인다. 진기가 모이면 정신을 간직할 수 있어 질병이 들어오지 않는다. 욕심을 적게 하고, 몸을 적당히 움직여서 게으름을 떨치면 기(氣)의 순행이 원활해 하고자 하는 것을 모두 이룰 수 있다. 그리하여 음식을 맛있게 먹고 옷을 적절하게 입으며, 세상을 즐기고 지위 고하를 따지지 않고, 서로 부러워하지 않기 때문에 소박하게 된다. 이러한 태도를 보이면 욕망에 이끌리지 않고, 음란한 것에 현혹되지 않기 때문에 마음을 현혹하지 못한다. 이러한 삶의 태도는 음양의 도리에 맞게 사는 것으로, 주어진 수명을 충분히 다 누리게 한다. 일상을 소박하게 살면서, 욕심은 줄이고, 활동을 게을리하지 않는 것이 양생의 도리이며, 기의 순환을 올바르게 하는 방법이다.

『동의보감』에서는 기를 키우는 방법을 다음과 같이 제시한다.

아침에 일어나서 몸을 따뜻하게 한 채로 호흡을 조절하고, 치아를 마주쳐 정신을 모은다. 입에 자연스럽게 침이 고이게 되면 세 번에 나누어 삼켜서 단전에 이르도록 한다. 양손을 문질러 열이 나도록 한 후 얼굴부터 전신을 문질러 준다. 양손으로 머리를 빗고, 양치와 세

수를 한 후에 산책을 한다. 간단히 아침을 먹은 후에 다시 산책을 가볍게 한다. 이는 일상생활 속에서 기를 기르고 저장하는 구체적인 방법이다. 도시에서 살아가는 현대인이라도, 위와 같은 양생법을 기초로 자기 생활의 규칙을 정하여 실천해 나갈 수 있다.

양생십육의(養生十六宜)

일상생활에서 쉽게 실천할 수 있는 16가지 양생법을 말한다. 양생십육의는 자신의 노력으로 인체의 기혈 순환을 돕는 건강실천법이라 할 수 있다.

① 얼굴을 자주 문지른다.

② 머리카락을 자주 빗는다.

③ 눈을 자주 돌린다.

④ 귀를 자주 튕긴다.

⑤ 이를 자주 부딪친다.

⑥ 혀로 입천장을 자주 핥는다.

⑦ 침을 자주 삼킨다.

⑧ 몸속의 탁한 기운을 확 내뿜는다.

⑨ 대변을 볼 때 입을 꼭 다문다.

⑩ 배를 자주 쓰다듬는다.

⑪ 항문을 자주 오므려 올린다.

⑫ 발바닥을 자주 비빈다.

⑬ 살갗을 자주 문지른다.

⑭ 팔다리를 자주 흔든다.

⑮ 항상 등을 따뜻하게 한다.

⑯ 가슴을 보호한다.

제4장

백세인에게 배운다

1. 백세인이란?

백세인(Centenarian)이란 100세부터 110세까지의 사람을 말한다. 110세 이상인 사람은 초백세인(Supercentenarian)이라고 한다. 전 세계에 300~450명 정도의 초백세인이 살고 있을 것으로 추정되지만, 현재 생존한 사람 중에서 기록으로 증명 가능한 초백세인은 100명이 되지 않는다고 한다.

2015년 11월 1일 기준(인구주택총조사 결과) 우리나라의 100세 이상 고령자 인구는 3,159명으로 인구 10만 명당 6.6명이다. 이는 2010년의 1,835명에 비해 1,324명(72.2%) 증가한 것이다. 이는 세계적으로도 손꼽히는 수치다. 시·도별로는 경기도가 692명으로 가장 많고, 인구 10만 명당 100세 인구는 충북 괴산군(42.1명), 경북 문경시(33.9명), 전남 장성군(31.1명) 순으로 많고, 시군구별로는 제주(17.2명), 전남(12.3명), 충북(9.5명) 순으로 많다.

특기할 만한 것은 이 조사에서 장수 비결은 절제된 식습관, 규칙적인 생활, 낙천적인 성격 순으로 제시되었다는 것이다. 앞에서 말한 양생법의 내용과 크게 다르지 않음을 알 수 있다.

2. 백세인의 특징

1) 사회인구학적 특징

인구주택 총조사 결과를 바탕으로 백세인의 사회인구학적인 특징을 정리하면 다음과 같다.

(1) 성별 : 남성과 여성의 비율이 1:11(세계평균 1:7).

(2) 출생지와 거주지 : 출생지는 농어촌 지역이 많고, 거주지는 도시 지역과 농촌 지역이 혼재한다. 이로 보아 출생지와 거주지가 장수에 관련되는 것은 아니다.

(3) 결혼 및 배우자 : 대부분이 결혼하였고, 배우자가 생존한 경우가 드물다.

(4) 자녀 수 : 백세인이 아닌 인구의 자녀 수와 별 차이가 없다.

(5) 가족 구성 : 백세인은 가족과 함께 생활하는 경우가 많다. 2대, 3대 가구가 다수이지만 4대를 이루는 대가족도 있다. 무엇보다 가족과 긴밀한 유대관계를 유지하고 있다는 것이 특징이다.

(6) 수발자 : 여자 노인인 며느리가 수발하는 경우가 가장 많고, 봉

양 기간이 평균 45년에 달한다. 다시 말해 아직까지는 전통적인 가족 관계가 다수를 이루고 있다.

(7) 교육수준 : 평균보다 높은 편이다.

(8) 직업활동 : 종사하는 경우가 거의 없다.

(9) 취미와 오락 : 절반 정도가 취미 활동을 하고 있다.

(10) 사회활동 : 대부분 이웃, 친구 모임에의 참여를 중단하고 집안에서 생활하고 있다.

2) 건강 및 의학적 특성

서울대 노화연구소 박상철 교수가 백세인 120명을 대상으로 조사한 연구에 의하면, 건강 및 의학적 특징은 다음과 같다.

(1) 혈압은 남자 143.2/76.6, 여자 149.2/86로 정상에 가까운 수치.

(2) 혈색소, 알부민, 지질 및 콜레스테롤 수치는 정상.

(3) 당뇨병은 남자 2명에게서만 발병.

(4) B형간염 표면항원 양성률이 단 한 건도 없었다.

(5) 71%가 원만한 시력을 유지하였으나, 정상 청력을 갖춘 경우는 55%에 불과.

(6) 인지능력은 30%가 치매 의심군.

(7) 주관적인 건강상태가 좋다는 편이 65%(긍정적 건강관).

(8) 옷 갈아입기, 식사하기, 목욕하기, 일어나기, 걷기, 용변 보기 등의 일상생활 수행능력은 전혀 지장이 없는 경우가 44%.

(9) 전화 걸기, 버스·전철 타기, 청소 등 집안일과 같은 도구적 일상생활 수행능력은 95% 정도가 할 수 없는 것으로 조사되었다.

3) 성격적인 특성

(1) 인지기능 : 치매 증세가 30~60% 정도에 이른다. 다만 문제 해결능력은 60대와 비교해도 별 차이 없이 유지되고 있었다.

(2) 심리적인 특성 : 한마디로 말해 긍정적. 태평, 온화, 활발, 만족, 쾌활, 인내력, 추진력, 자신감, 사교성, 적응성, 적극성, 창의성, 낙관적, 정서적 안정, 주도적, 독립적, 종교적, 독창적, 열정적.

4) 식생활 특성

(1) 대부분 규칙적인 식사를 함(92%가 1일 3식).

(2) 94%가 단 음식을 좋아하고, 65%가 짠 음식, 52%는 매운 음식을 좋아했으나, 튀긴 음식은 53%가 싫어함.

(3) 밥류(98.4%), 전·부침류(95.2%), 조림류(95.2%), 나물류(94%) 순으로 좋아함.

(4) 장아찌류(56%), 죽·스프류(46%), 젓갈류(43%), 튀김류(41%) 순으로 싫어함.

(5) 채소류(97%), 두류(91%), 해조류(89%), 과일류(79%) 순으로 많이 먹음.

(6) 45%가 된장, 간장, 고추장, 쌈장을 항시 섭취함.

(7) 영양제나 건강기능식품 섭취는 22.6%임.

5) 음주 · 흡연 현황

고령자 1,468명을 대상으로 음주와 흡연 현황을 조사한 결과는 다음과 같았다.

(1) 술을 전혀 마시지 않는 고령자는 1,024명으로 69.8%이다. 여자 74.1%가 술을 전혀 마시지 않는다고 응답한 반면, 남자는 전혀 안 마신 경우(42.7%)와 마셨으나 현재 끊은 경우(44.7%)가 비슷하였다. 평균 음주 기간은 42.2년으로 남자 49.0년, 여자 39.7년이다.

(2) 담배를 전혀 피운 적이 없는 경우가 1,043명으로 71.1%이다. 여자는 75.8%가 담배를 피운 적이 없다고 한 반면, 남자는 41.2%가 피운 적이 없다고 응답하였다. 평균 흡연 기간은 39.0년이다.

3) 음주와 흡연 여부 교차 분석 결과, 음주 및 흡연을 전혀 하지 않는 경우가 57.9%이고, 현재 음주와 흡연을 하는 고령자는 14명으로 1.0%였다.

6) 질병 특성

통계청에서 발표한 자료에 의하면, 백세인 1,479명 중 무응답자 50명을 제외한 1,429명의 백세인 중에서 74.0%가 현재 앓고 있는 질병이 있었다. 주요 질병은 치매가 33.9%로 가장 많고, 골관절염(28.9%), 고혈압(17.3%), 천식 및 기관지염(6.3%), 심장병(3.0%), 중풍(2.8%), 당뇨(2.7%), 암(0.9%), 간질환(0.2%)으로 나타났다. 자살과 같은 기타 요인(16.8%)은 질환에서 제외했다.

일반적으로 65세가 넘은 어르신들은 고혈압, 뇌졸중, 당뇨병, 악성신생물 등이 주된 사망 원인이다. 반면에 백세인의 주된 사망 원인은 폐렴이나 급성질환이다. 3분의 2 정도가 혈압이 정상이었으며, 고지혈증이 있는 백세인도 드물다. 백세인들에게 뚜렷한 특징은 당뇨병이나 간염 질환이 거의 없다는 것이다. 일반적으로 높은 당뇨 유병률도 백세인에게서는 현저히 낮았다. 또한 간염 발생률은 전 인구의 10% 정도에 육박하는데, 백세인에게는 간염 발병자가 거의 없었다. 고혈압, 당뇨병, 암과 같은 질환에 크게 시달리지 않고 자연사하는 경우가 대부분이라고 하니, 백세인들은 질병의 압축을 그대로 실천하는 표본이라고 할 수 있다.

3. 백세인에게 배운다

백세인의 장수비결은 한의학에서의 양생법이 권장하는 3대 장생법이라고 할 수 있는 음식유절(飮食有節), 기거유상(起居有常), 불망작로(不妄作勞)로 요약할 수 있다.

백세인이 꼽은 장수비결 첫 덕목은 절제된 식생활이다(54.4%). 그것은 한의학 고전에서 말하는 음식유절과 일맥상통한다. 장수에 관런된 요인으로는 유전, 자연환경, 식생활 및 생활양식인데, 그중 식생활이 가장 중요한 부분을 차지한다. 백세인들은 대부분 규칙적으로 하루 세끼를 먹는다. 주식으로는 잡곡밥보다는 쌀밥을 선호하고, 채소를 데쳐서 먹는 것을 좋아한다. 간장, 된장, 고추장 및 젓갈 등의 발효식품을 상용하며, 일률적인 소식보다는 활동량에 따라 충분한 열량을 섭취한다. 백세인은 식생활을 규칙적으로 하며, 과식, 편식, 무절제가 없다.

두 번째로 백세인은 낙천적인 성격을 유지(31.0%)하면서 생활방식에 절도가 있다(30.9%). 생활을 늘 규칙적으로 하는 기거유상(起居有常)을 실천하는 사람이다. 이러한 결과 백세인은 평생 종양 이환률이 거의 '0'에 가깝고, 당뇨병 발병도 100명 중 단 2명에 불과하다. 전 인구의 10% 정도인 간염 발병도 단 한 건도 없다. 이러한 결과는 규칙적인 생활양식 때문이라고 해도 크게 틀리지 않을 것이다.

세 번째는 백세인은 과도한 것을 탐하지 않는 중용을 지키는 불망작로(不妄作勞)의 덕목을 실천하는 사람이라고 할 수 있다. 신체적인 과로를 피하는 것은 물론 정신적으로도 낙관적이고 쾌활하며, 자신감 넘치고 사교적이었다.

그 밖에도 백세인들의 장수비결은 유전(16.8%), 원만한 가족생활(10.5%), 운동 등 건강관리(7.8%) 등으로 나타났다. 백세인에게 배울 것은 건전한 생활양식, 절제된 식생활과 낙관적인 삶의 태도 등으로 요약할 수 있다.

| 제5장 |
성공적으로 늙어 가는 법

1. 생활 습관이 중요하다

'생활 습관병'이 있다. 오랫동안 '성인병'이라고 불리던 질환이었는데, 운동이나 식사, 수면 등의 생활 습관의 잘못으로 생기는 병을 말한다. 비만을 비롯해 고혈압, 당뇨병, 고지혈증, 심장병 등의 생활 습관병은 말 그대로 생활 습관이 올바르지 못해 생기는 질환이다.

현대인은 바쁜 일상 속에 불규칙한 식습관과 수면 패턴, 밤낮이 바뀐 생활, 운동 부족, 스트레스 과다 등으로 몸의 조화를 깨뜨리며 살아가고 있다. 이러한 잘못된 생활 습관이 계속되면 기의 순환과 흐름이 불순해져 건강을 해치게 된다. 잘못된 생활 습관은 당장에는 알지 못하지만, 결국 그 업보를 받게 되어 있다.

성공적인 노화를 위해서는 올바른 생활 습관이 무엇보다 중요하다. 생활 습관 개선을 위해서는 우선 내 삶을 돌아보는 시간이 필요하다. 먼저 식습관부터 돌아보자. 식사를 규칙적으로 하루 세끼 다하고 있는지, 아니면 간식이나 야식을 수시로 하지 않는지 돌이켜보아야 한다. 또 지방과 같은 특정 영양소에 편중되지 않았는지, 패스트푸드와 같은 음식을 너무 자주 먹는 것은 아닌지도 점검해 보아야 한다. 매일 먹는 음식이 우리 몸을 이루고, 기능 또한 음식으로 유지되기 때문에, 식생활은 당연히 노화에 중요한 역할을 한다.

운동도 중요한 생활 습관 중의 하나이다. 규칙적인 운동은 신체건강은 물론 정신건강에도 영향을 미친다. 항상 몸을 움직이는 것을 생활화하여, 기가 원활하게 순환하도록 해야 한다. 걷기, 달리기, 생활속의 활동 등을 꾸준히 하여 늘 몸을 움직여야 건강해진다.

다음은 금연과 절주이다. 성공적인 노화를 위해 금연은 기본 중의 기본이다. 담배의 해악은 두말할 필요가 없다. 술은 적당량이라면 건강에 도움을 줄 수도 있다. 그러나 술의 속성상 적당량 섭취가 어려운 것이 사실이다. 절주가 안 된다면 금주하는 것이 옳다.

나이가 들면 잠이 줄어든다고 한다. 노년이 되면 수면의 한 주기가 상실되어서 수면 시간이 줄어든다. 잠은 휴식과 신체 회복, 스트레스 해소까지 해 주는 보약이다. 인간은 매일매일의 잠을 통해서 새롭게 충전되어서 다시 하루를 힘차게 시작하는 것이다. 잠을 충분히 자는 것은 건강한 삶의 필수 요건이다. 적당한 운동 같은 나만의 수면 요법을 가지고 노년을 맞이할 수 있도록 해야 한다.

지금까지 식생활을 검토해 보라. 문제되는 부분은 과감하게 개선해야 한다. 적당한 운동을 하고 있는지도 잘 따져 봐야 한다. 정신적으로도 건강한지 되돌아보아야 하며, 사회적인 환경도 적절한지, 아니라면 개선책이 무엇인지 생각하고, 필요하다면 주변 사람의 도움을 받아서 문제점을 개선해야 한다. 생활 습관을 바꾸는 것은 선택사항이 아니라, 죽는 순간까지 삶의 질을 유지하고 향상시키기 위해 필수적인 과정이라고 할 수 있다.

2. 물 마시는 것부터 시작하자

물은 생명의 근원이다. 생명은 물에서 탄생했다. 생명 진화의 역사는 물의 진화와 일맥상통한다. 인체의 70%가 물로 구성되어 있으며, 인체의 생리작용은 물 없이는 이루어질 수 없다. 생명은 세포막을 통한 물의 삼투성을 조절하는 것에서부터 시작된다. 인간의 노화 역시 물을 떠나서는 설명할 수 없다. 노년에 발생하는 질환의 대부분은 탈수와 밀접히 관계된다.

건강하기를 바란다면 물을 충분히 섭취하는 것이 기본이다. 나이가 많아질수록 생리작용에 부족하지 않도록 충분한 수분을 섭취하는 것이 중요하다. 생활 습관을 개선할 때 먼저 해야 할 일도 물을 충분히 자주 마시는 것이다. 물이 충분히 공급되면 피부나 관절은 말할 것도 없고, 뇌 역시 편안한 상태가 된다. 노화는 개인적인 차이가 크다. 물을 충분히 마시는 것도 그러한 차이를 크게 할 것이다.

한의학을 비롯한 동양 학문에서는 물은 만물의 근원이며, 도(道)에 가까운 존재로 보았다. 노자(老子)는 『도덕경』에서 물이 최고의 선(善)이라고 했다. 『도덕경』에 나오는 상선약수(上善若水)론을 김용옥의 번역으로 살펴보자.

가장 좋은 것은 물과 같다(上善若水).

물은 만물을 이롭게 하면서도 다투지 않는다(水善利萬物而不爭).

뭇사람들이 싫어하는 낮은 곳에 처하기를 좋아한다(處衆人之所惡).

그러므로 도에 가깝다(故幾於道).

살 때는 낮은 땅에 처하기를 잘하고(居善地),

마음을 쓸 때는 그윽한 마음가짐을 잘하고(心善淵),

벗을 사귈 때는 어질기를 잘하고(與善仁),

말할 때는 믿음직하기를 잘하고(言善信),

다스릴 때는 질서 있게 하기를 잘하고(正善治),

일할 때는 능력 있기를 잘하고(事善治),

움직일 때는 바른 때를 타기를 잘한다(動善時).

대저 오로지 다투지 아니하니 허물이 없어라(夫唯不爭, 故無尤).

노자는 물을 최고의 선으로 간주하고, 만물을 이롭게 하는 존재로 설명한다. 시궁창과 같은 더러운 곳도 마다하지 아니하고, 남들이 꺼려하는 낮은 곳에 가는 것을 좋아한다. 그러므로 물은 도에 가깝다고 했다. 물은 누구하고도 다투지 않는다. 물은 최고의 선이며, 따라서 건강하기를 바란다면 물과 친해야 한다.

동양 학문의 기틀을 이루는 이론이 '음양오행론'이다. 오행은 음양론에서 한 걸음 더 나아가 기의 변화를 다섯 가지 형태로 나누어 상생상극(相生相剋) 관계로 설명한다. 오행론에서도 기본 바탕은 물이 된다. 물에서 첫 번째 단계의 변화가 목(木)의 형태이며, 두 번째 형태가 화(火)이다. 만물 변화가 물(水)로부터 시작되는 것이다.

물은 만물을 이루는 바탕이며, 인체 역시 물을 기본으로 하여 유지된다. 성공적인 노화를 위하여 일상을 혁신하려면 먼저 물부터 충분히 섭취해야 한다. 일반적으로 하루에 1.5리터 정도의 물을 섭취할 것을 권장한다. 이는 소변이나 땀으로 배출되는 양만큼 외부에서 공급받아야 한다는 논리이다. 조금 더 풍족하게 섭취하는 것이 좋은데 2리터 정도면 충분하다.

식사하면서는 물을 마시지 않는 것이 좋다. 식사를 마친 30분 후부터 다음 식사 때까지 공복 상태에서 마시는 것을 권장한다. 수시로 조금씩 목을 축이는 형태로 말이다. 소변이 농축되어서 색이 보인다면 내 몸이 탈수 상태라고 생각해야 한다. 내 몸의 수분이 충분하고 정상적이라면 소변도 맑고 깨끗하게 보인다.

3. 영양 섭취보다 노폐물 배설이 더 중요하다

인체 건강을 유지하기 위해서는 필요한 영양소를 공급해야 한다. 먹고 살기 어려웠던 시대를 지나온 우리는 잘 먹어야 건강할 수 있다고 믿는다. 틀린 말은 아니다. 그러나 지금은 영양 과잉 시대이다. 너무 많은 음식을 우리 몸에 밀어 넣는다. 주변에는 먹을거리가 넘쳐나고, 대중 매체들도 먹을거리 정보를 쏟아내고 있다.

인체의 3대 영양소라고 하는 탄수화물, 단백질, 지방을 살펴보자. 이 중에서 가장 필요하고 중요한 영양소가 탄수화물이다. 탄수화물은 식물이 생산하여 동물에게 공급되는 영양소이다. 탄수화물은 우리 몸에서 대사되고 나면 이산화탄소와 물로 깨끗이 분해된다. 어떠한 찌꺼기도 남기지 않는 청정연료라고 할 수 있다.

반면에 단백질과 지방은 노폐물을 남긴다. 단백질은 질소화합물을 남겨서, 그것을 콩팥에서 요소 형태로 만들어 내보낸다. 지방 또한 우리 몸에서 대사되고 나면 케톤체라는 노폐물을 남긴다. 단백질과 지방이 인체에 필요한 물질이긴 하지만 이와 같은 노폐물을 남기기 때문에 섭취량이 많아서는 안 된다는 이야기가 된다.

노폐물이란 독성물질을 말한다. 한의학에서는 그러한 노폐물을 어혈이나 담이라고 설명하기도 한다. 이러한 독성물질은 외부에서 들어오는 것과 우리 몸 내부에서 만들어지는 것이 있다. 우리 몸에서 만들어지는 것은 음식물 대사 후 잔존물과 스트레스나 과로로 인한 활성산소 등이 있다. 외부에서 들어온 것, 내부에서 생산된 것을 막론하고 노폐물은 조속히 우리 몸에서 몰아내야 한다.

외부에서 들어오는 노폐물은 어떤 것이 있을까? 사이다나 콜라와 같은 탄산음료, 습관적으로 마셔대는 커피 속의 카페인, 음식물과 함께 들어오는 식품첨가물, 대기오염 때문에 호흡으로 침투하는 것 등 헤아릴 수 없이 많은 유해물질이 우리 몸속으로 들어온다. 일상의 삶을 영위하는 우리에게 이러한 유해물질은 피할 수가 없다.

또한 노폐물은 인체 내부에서도 만들어진다. 스트레스를 받거나 과로하면 활성산소가 만들어진다. 매일 섭취하는 음식물을 분해 흡수하는 과정에서도 노폐물이 생성된다. 외부에서 들어온 것이든 내부에서 만들어진 것이든 노폐물은 모두 우리 건강을 위협한다.

이러한 노폐물을 우리 몸에서 내보내는 기전이 있다. 첫째는 대소변으로 청소를 한다. 둘째는 땀으로 내보낸다. 이러한 노폐물을 순조롭게 잘 내보는 것이 우리 건강에 매우 중요하다.

물을 충분히 마시는 것은 노폐물 배설에 도움을 준다. 물로 씻어내는 개념으로 생각해도 좋다. 물로 희석한 만큼 독성도 줄어들게 된다. 인체는 70%가 물로 이루어진 수중 반응 시스템이기 때문이다. 땀을 적당히 흘리는 것 역시 노폐물 배설에 도움이 된다. 목욕탕에서 편하게 흘리는 땀보다는 적절한 운동을 통해서 흘리는 땀이 더 좋다. 그리고 관절 부위를 폈다 구부렸다 하는 것도 관절 주위의 노폐물 배설에 도움이 된다. 특히 관절 건강이 중요한 것은 그것이 우리 몸 전체의 운동량을 결정하는 핵심 부위이기 때문이다.

노화를 늦추고 건강한 삶을 영위하고 싶다면 영양 섭취보다는 배설을 잘 하는 것에 관심을 더 가져야 한다.

4. 몸을 움직이지 않으면 빨리 늙는다

'기일즉체(氣逸卽滯)'. 몸을 움직이지 않으면 기(氣)가 막힌다는 뜻이다. 안일한 일상을 지내면 기 순환에 문제가 생길 수 있다는 것이다. 인간은 동물이다. 식물과 다르게 동물이란 움직임을 기본으로한다. 적절한 몸 움직임은 생리 활성과 건강을 가져다준다. 반면에 움직이지 않으면 신체 기능이 빨리 퇴화하고, 빨리 늙는다.

몸이 불편해서 자리에 누우면 그때부터는 건강이 급속히 악화한다. 건강한 노년을 바란다면 기의 순환이 원활하도록 늘 몸을 움직여야 한다. 『동의보감』에 인용된 기일즉체의 내용을 옮겨 본다.

기는 가만히 있으면 막힌다. 구선은 말하기를, "사람에게 나른해지는 병이 까닭 없이 발생하는 것이 있으니 반드시 무겁거나 가벼운 것을 가지고 종일 바쁘게 다닌 데서만 오지 않는다. 생각건대 한가한 사람에게 이 병이 많이 생긴다. 대개 한가하고 편안한 사람은 흔히 운동을 하지 않으며 배불리 먹고 앉아 있거나 잠이나 자기 때문에 경락이 잘 통하지 않고 혈맥(血脈)이 응체(凝滯)되어 그렇게 되는 것이다. 그러므로 귀인의 얼굴은 즐거운 듯하나 마음은 괴롭고, 천한 사람의 마음은 한가하나 얼굴은 고통스러워 보인다. 귀인은 때없이 성생활을 하며 꺼려야 할 것을 오히려 행한다. 또한 영양분이 많은 음식만 먹고 잠만 잔다. 그러므로 항상 피곤하지 않을 정도로 일을 해야 한다. 영위가 잘 돌아가고 혈맥이 잘 조화되게 해야 한다. 비유하면 흐르는 물이 썩지 않으며 문지방이 좀이 먹지 않는 것과 같다. (氣逸則滯 臞仙曰 人之勞倦 有生於無端 不必持重執輕 仡仡終日 惟是閑人 多生此病 盖閑樂之人 不多運動氣力 飽食坐臥 經絡不通 血脈凝滯 使然也 是以 貴人 貌樂而心勞 賤人 心閑而貌苦 貴人 嗜慾不時 或昧於忌犯 飲食珍羞 便乃寢臥 故常須用力 但不至疲極 所貴榮衛流通 血脈調暢 譬如流水不汚 戶樞不蠹也)

5. 무리한 운동은 노화의 지름길이다

운동의 사전적인 정의는 '건강의 유지나 증진을 목적으로 몸을 움직이는 일'이다. 우리는 건강한 삶을 위해서 운동을 많이 할 것을 강조한다. 많은 사람이 운동을 통해 몸매를 가꾸거나 근육량을 늘리려고 한다. 운동을 하면 관절과 골격, 근육이 조화를 이루고, 긴장된 육체를 풀어 주고, 순환계통을 원활하게 할 뿐만 아니라, 스트레스를 해소해서 정신적인 안정을 가져다 준다. 많은 건강 전문가들도 운동을 권장하고, 사람들도 운동의 중요성을 누구나 긍정한다.

그러나 운동이 몸에 좋다고 무조건 실행하면 오히려 건강을 해칠 수 있다. 운동은 자기의 건강상태나 체질을 고려해서 종목을 선택하고, 자신이 즐길 수 있는 정도로 해 나가야 한다. 특히 나이가 들면 무리하지 않는 운동이 필수다. 주변에서 하루도 빠지지 않고 헬스장에서 운동하는 사람, 평일에는 별로 운동을 하지 않다가 주말에 몰아서 운동하는 사람들도 심심치 않게 만날 수 있다. 하루도 빼먹지 않고 운동을 고집하는 것이나, 몰아서 하는 운동 모두 전문가들은 바람직하지 않다고 조언한다. 더욱이 나이가 많은 사람들이 무리한 운동을 하는 것은 치명적이라고까지 말한다.

과유불급(過猶不及), 『논어』 선진편에 나오는 말이다.

자공이 묻기를 사(子張)와 상(子夏)이 누가 어집니까? 공자가 말씀하시기를 "사는 지나치고 상은 미치지 못하니라. 자장은 재주가 높고 뜻이 넓어 구차하고 어려운 것도 해내기를 좋아함이라. 그러므로 항상 중(中)을 지나치고, 자하는 독실히 믿고 삼가 지키면서 규모가 좁으니라. 그러므로 항상 미치지 못한다."고 했다.
다시 자하가 "그러하다면 사가 낫습니까?" 하니 공자께서 말씀하시기를 "지나침은 미치지 못한 것보다 못하다."고 했다.(子貢 問師 與商也 孰賢 子曰師也過 商也不及 子張 才高意廣而好爲苟難 故常過中, 子

夏 篤信謹守而規模狹隘 故 常不及 日然則師 愈與子曰過猶不及.)

공자의 제자인 자공이 동학(同學)인 자장과 자하의 인물됨을 공자와 묻고 답하는 내용이다. 자공은 자장과 자하의 학문과 인품을 서로 견주어서 묻지만 공자는 두 제자의 도학의 경중을 말한다. 결론은 과유불급(過猶不及), 지나침은 모자람보다 못하다는 것이다.

나이가 들수록 운동의 중요성은 커지지만 무리한 운동은 금물이다. 재즈댄스나 에어로빅과 같이 운동량이 많은 종목은 오히려 몸에 부담을 줄 가능성이 크다. 관절에 충격을 주거나 호흡이 힘들 정도로 운동하는 것은 올바른 운동법이 아니다. 유산소 운동을 한다고 무작정 숨이 가쁠 정도로 걸으면 안 된다. 숨이 가쁘다는 것은 호흡에 산소가 모자라는 현상이다. 산소가 모자라 숨이 차다는 것은 온몸을 질식시키고 있다는 것이다. 이런 운동을 한 시간씩 한다면 우리 몸의 질식상태를 회복시키는 데 많은 시간이 필요하다. 이런 고통을 감내하면서까지 하는 운동이 마흔이 넘은 나이에서는 도움이 될 리가 없다. 서양의학적 관점으로 권장하는 유산소 운동이 고령자들이 추구할 만한 운동인지를 다시 검토해 보아야 한다.

장기적으로 무리하게 부적절한 운동을 계속하면 여러 가지 폐해가 나타난다. 보디빌더와 같은 근육을 만들고자 쓸데없는 부위의 근육을 단련하는 경우를 보자. 근육의 비대화는 비정상적인 상태라고 볼 수 있다. 선수가 아닌 일반인이 그렇게 크게 근육을 단련시켜 무얼 할 것인가? 쓸데없이 크게 만든 근육의 폐해를 이해하려면 심장 근육이 비대해진 것과 비교해 보라. 크게 된 심장을 먹여 살리기 위해서 더 많은 산소와 영양을 공급해야 할 것이 아닌가. 심장에 산소와 영양을 공급하는 관상동맥은 이러한 요구에 부응하지 못하고 부담을 더욱 느끼게 된다. 비대한 심장근육 때문에 또 다른 부담이 생기는 것이다. 마찬가지로 쓸데없이 단련시킨 근육은 몸에 부담만 늘리게 될 것이다. 무리한 운동은 노화을 촉진하는 지름길이다.

6. 충분한 수면은 보약이다

나이가 들면서 누워 있는 시간이 많아지는데, 실제로 잠 자는 시간은 청장년에 비해 줄어드는 경향이 있다. 1단계와 2단계 수면의 백분율이 서서히 증가하며 서파 수면은 꾸준히 감소한다. 렘 수면의 백분율은 건강한 노년기까지 잘 유지된다. 수면 효율은 70~80%까지 간혹 저하된다.

또한 노화에 따라 하루 중의 신체 리듬이 변화한다. 어르신들은 흔히 일찍 졸려 하며, 반면에 일찍 일어난다. 하룻밤을 계속 자거나 하룻밤을 꼬박 새우는 것이 점점 어렵게 되고 24시간 주기로 리듬이 계속 유지되는 것도 어려워진다. 나이가 들면서 수면 중 각성이 많아져 깨는 시간이 현저히 증가한다. 그러다 보니 낮잠을 자는 경향도 늘어난다. 이러한 현상은 시상하부에 있는 시신경교차상핵의 위축(노화) 때문이라는 견해가 있는데, 이로 인해 수면-각성 리듬이 불안정하게 된다. 이럴 때는 가급적 야외에서 많은 시간을 보내는 것, 햇빛을 충분히 쬐는 것이 일주기 리듬을 유지하는 데 도움이 된다.

잠을 잘 자면 과거에 대한 기억력이 증진하고, 현재를 잘 파악할 수 있게 하면서, 미래까지도 잘 가늠할 수 있게 한다. 반면에 잠을 잘 자지 못하면 기분을 상쾌하게 유지하지 못할 뿐만 아니라 집중력도 떨어지며, 수면장애가 계속되면 면역력이 떨어져서 각종 질환에 쉽게 노출될 수 있다.

수면을 충분히 취하려면 다음과 같은 방법이 도움이 된다.

(1) 아침에 일찍 일어나고, 규칙적인 운동을 한다.

(2) 낮에 충분한 만큼의 활동을 한다.

(3) 햇살을 피하지 않고도 운동할 수 있는 오전 운동이 좋다.

(4) 낮에 누워 있는 시간을 줄이고 낮잠은 1시간 이내로 한다.

(5) 수면의 질을 높아지도록 소음을 줄이고, 쾌적하고 편안한 침실 환경을 유지한다.

(6) 잠드는 시간과 깨는 시간을 규칙적으로 유지한다.

(7) 카페인이 들어간 음식은 오후 6시 이후에는 금물이다.

(8) 고지방이나 자극적인 음식은 피한다.

(9) 술에 의존해서 잠들지 않는다.

(10) 걱정거리를 잠자리에 가져가지 않는다.

7. 스트레스를 극복하는 노하우가 있어야 한다

우리는 스트레스와 매일 싸우며 살아간다. 스트레스를 어떻게 대하는가에 따라서 우리 삶이 바뀔 수 있다. 스트레스 극복을 위해서는 마음가짐이 중요하다. 사상의학을 제창한 이제마는 『격치고』에서 '음주의 폐해는 술을 찾는 마음에서 오는 것'이라고 하면서, "교만, 사치, 나태, 탐욕은 장수의 걸림돌이며, 장수하려면 검소, 근면, 경계, 견문을 가까이 하라."고 했다. 그리고 "다른 사람과 상대할 때 항상 다른 사람을 우선시하는 태도를 가지라."고 하고, "오래 살기 위해서는 심화(心火)를 다스려야 한다."고 했다.

스트레스는 잘못 다루면 만병의 근원이며, 몸과 마음을 해치는 독이 된다. 그렇다고 스트레스가 근원적으로 없어야 할 것으로 인식해서는 안 되며, 늘 함께하는 존재로 인식해야 한다. 내가 다루기에 따라서 도움도 되고 해악도 되는 것이 스트레스라는 존재다.

다음은 스트레스 극복을 위한 조언들이다.

(1) 곤란한 문제가 생기면, 선택할 수 있는 해결책을 전부 떠올려 본다. 그러고 나서 어떤 해결책이 가장 바람직한가를 따져 본다.

(2) 부정적으로 생각하기보다는 긍정적으로 생각한다.

(3) 긍정의 힘을 키우는 좌우명을 만들어 수시로 외운다.

(4) 우리 삶이 내 마음대로 되지 않는다는 사실을 인정하고, 스트레스는 그 때문에 나타나는 일시적인 현상임을 인식한다.

(5) 실수를 했다면 깨끗하게 인정하고, 그것에 집착하지 않는다.

(6) 서로의 문제를 털어놓을 수 있는 친구를 사귄다.

(7) 스트레스가 닥치면 해결하기에 조급하지 말고 잠시 벗어나 그 것을 바라본다는 태도를 취해 본다.

(8) 그래도 해소되지 않으면 큰 소리로 웃으며 감정을 발산한다.

스트레스 해소법 중 어떤 것이 나에게 적합할지 단정할 수 없다. 스트레스 극복을 위한 자기만의 노하우가 있어야 한다는 말이다.

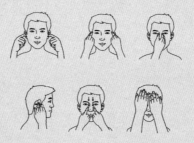

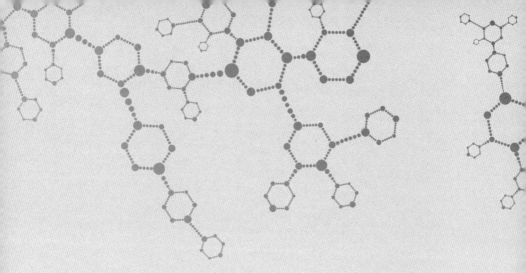

II부

따라 하는
100세 건강법

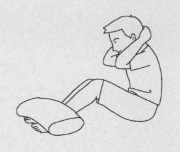

제1장

호흡 건강법

1. 호흡이 생명의 원천이다

호흡은 숨을 내쉬고 들이쉬는 것이다. 숨을 내쉬는 것이 호기이고 들이쉬는 것이 흡기이다. 호흡에는 이처럼 음양의 이치가 담겨 있다. 그런데 우리가 보는 것은 외호흡이다. 반면에 생명체 내부에서 일어나는 호흡은 산소를 흡입하여 물질을 산화하여 에너지화하고, 그 결과로 생긴 이산화탄소를 배출하는 과정이다. 이를 내호흡 또는 세포호흡이라고 하는데, 진정한 호흡은 바로 내호흡이다.

사람이 태어나서(모체로부터 분리) 제일 먼저 시작하는 일이 자가 호흡이다. 호흡은 생명의 원천이다. 올바른 호흡은 정신과 육체 모두를 건강하게 한다. 동양권에서는 정신 수양과 건강 증진의 방법으로 호흡법을 중시해 왔다. 명상이나 단전 수련에서도 호흡을 중요시한다. 인도의 요가(수행)도 호흡을 근간으로 한다.

호흡을 통해서 들어오는 기(氣)로 마음의 상태가 달라진다. 거친

호흡은 마음의 바다에 격랑을 일으키고 행동을 거칠게 몰아간다. 반면 안정된 호흡은 마음을 호수처럼 잔잔하게 해 관조 상태로 만들어 주고 행동은 진지하고 자연스럽게 된다. 깊은 잠에 빠졌을 때는 호흡이 고르다. 중요한 일을 하기 전에는 '숨을 고른다.' 호흡을 가다듬어야 마음이 안정되고 올바른 판단을 할 수 있어서다.

호흡은 그 자체가 인간의 생명력과 직결된다. 호흡으로 우주와 연결되기 때문이다. 우주의 생명력은 기로 표현된다. 호흡을 통해 우리는 기를 받아들이고 대자연과 대화한다. 기는 인간 생명을 유지하는 근원이고 동시에 대자연인 우주의 기가 된다. 그러므로 호흡을 통해서 절대자와 교통할 수 있다는 것이 동양 종교의 입장이다. 그래서 호흡수련이 곧 종교 수행의 요체가 되었으며, 현대 과학으로 실증되듯이 정신작용은 호흡과 불가분의 관계에 있는 것이다.

사람은 먹지 않고도 며칠을 버틸 수 있지만 호흡은 몇 분 이상 멈출 수 없다. 그만큼 호흡은 생명 유지에 필수적이다. 호흡은 일상적인 활동이지만 건강과 정신 수양을 위해서는 지극히 중요하다.

2. 도인안교(導引按蹻)

도인안교(導引按蹻)는 몸을 튼튼하게 하고 병을 치료하는 체조법의 일종이다. 일반 체조법과 다른 것은 호흡법이 긴밀히 결합되어 있다는 점이다. 동작마다 호흡을 중요시하며, 호흡과 함께 행하는 건강법이 도인안교라고 할 수 있다.

도인(導引)은 기를 몸 안에 끌어들이고 내보낸다는 뜻으로, 호흡을 말한다. 안교(按蹻)는 안마라고도 하는데, 손으로 만져 치료하는 행위를 '안(按)', 발로 밟아 치료하는 행위를 '교(蹻)'라고 한다. 즉 몸의 일정한 부위를 두드리거나 주무르고 문지르는 여러 가지 방법을 말한다. 도인안교는 체조하듯이 몸을 굽혔다 폈다 하면서 호흡을 함께 행함으로써 인체 내 기혈의 순환을 활발하게 하고 체내의 나쁜 기운을 몸 밖으로 배설하는 건강법이다.

동아시아에서는 옛날부터 많은 사람이 도인법을 통해 신체를 단련하였는데, 전한(前漢) 대의 이름난 의사인 화타는 그때까지의 도인안교 이론 및 방법과 야생 동물의 동작을 참고하여 오금희(五禽戲)라는 다섯 종류의 도인안교를 창안했다. 호희(虎戲), 웅희(熊戲), 녹희(鹿戲), 원희(猿戲), 조희(鳥戲)는 각각 호랑이, 곰, 사슴, 원숭이, 새의 자세와 몸놀림을 모방해서 만든 것이다.

『황제내경』에서는 특히 중국의 중앙 지역에서 자주 발생하는 질병을 치료하는 방법으로 도인안교를 제시하고 있다.

중앙은 그 땅이 평탄하고 습하여 천지에 만물도 많이 생겨난다. 그 백성은 온갖 것을 먹고 몸을 움직이지 않는 까닭에 그 병도 저리고 마비되며 허약하여 한열에 침습되는 것이 많다. 그것을 치료하려면 마땅히 도인안교를 해야 한다. 고로 도인안교는 중앙에서 나온 것이다.(中央者, 其地平而濕, 天地所以生萬物也衆. 其民食雜而不勞, 故其病多痿厥寒熱, 其治宜導引按蹻, 故導引按蹻者, 亦中央出也.)
 ―『황제내경』소문 이법방의론

　도인안교법은 그 이후로 더욱 다듬어져서 조신(調身), 조심(調心), 조식(調息)을 골간으로 하는 수련법으로 정착하였다. 조신(調身)은 몸을 반듯하게 가다듬는 것이며, 조심(調心)은 마음을 다스리는 것으로 흔들리는 것을 가라앉히는 호흡 조절법과 일정한 문구를 외우는 방법이 있으며, 조식(調息)은 호흡을 고르는 수련법이다.

3. 복식호흡

　복식호흡은 횡격막의 신축으로 배를 부풀렸다 오므렸다 하는 호흡이다. 숨을 들이마실 때 배가 나오면 복식호흡이고, 가슴이 나오면 흉식호흡이다. 사람들은 보통 흉식호흡을 한다. 하지만 갓난아기 때는 누구나 복식호흡을 했다. 걸을 수 있게 되면서 복식호흡과 흉식호흡을 같이하게 되는데, 점점 흉식호흡을 주로 한다.
　흉식호흡은 얕고 빠른 호흡, 복식호흡은 느리고 깊은 호흡이다. 복식호흡은 횡격막 호흡과 같다. 복식호흡이라고 배로 숨 쉬는 것은 아니며, 숨은 폐로 쉬는 것이다. 폐는 공기주머니이기 때문에 숨을 들이쉬면 부풀어 오른다. 반면에 숨을 내쉬면 작아진다. 호흡작용에는 갈비뼈와 횡격막이 도와주어야 한다.

복식호흡으로 숨을 깊이 들이마시면 흉식호흡보다 횡격막이 더욱 아래로 내려간다. 그러면 가슴속 공간이 더 넓어지고, 폐는 산소를 받아들이는 공간을 더 넓힌다. 반대로 숨을 내쉬면 횡격막이 올라가서 이산화탄소가 더 잘 배출되도록 한다.

복식호흡의 효과는 첫째, 자율신경을 안정시킨다. 교감신경과 부교감신경을 조화롭게 조정할 수 있다. 자율신경이 관장하는 혈압, 심박수, 호흡수, 체온 등에 영향을 미친다. 자율신경이 안정되면 많은 질환을 효과적으로 예방하고 치료하는 데 도움이 된다. 특히 뇌의 긴장 상태를 이완시켜 주기 때문에 스트레스를 해소시킨다.

둘째, 장운동을 도와서 소화기관 기능을 개선해 준다. 복식호흡을 하면 배의 근육이 단련되고 복압(腹壓)이 커져서 대장의 연동운동을 활발하게 해 준다. 이러한 연동운동은 음식물의 소화, 흡수, 배설, 소화액과 호르몬 분비 등을 원활하게 해 준다.

셋째, 복식호흡은 심폐기능 향상에도 도움을 준다. 횡격막 상하운동은 심장의 산소 섭취와 이산화탄소 배출을 원활하게 해 준다. 복식호흡을 꾸준히 하면 폐활량이 커지고, 심박동수가 안정이 된다.

넷째, 불면증, 우울증 등 불안장애를 치료할 수 있다. 복식호흡을 하면 부교감신경이 활성화되어 신경성 장애를 치료할 수 있다.

다섯째, 스트레스를 풀어 주고 집중력을 향상시킨다. 시험을 앞둔 수험생이나 시합을 앞둔 운동선수들이 복식호흡을 하면 긴장 상태가 완화되거나 해소된다.

4. 호흡 건강법과 수승화강(水昇火降)

수승화강(水昇火降)이란 물은 위로 올라가고, 불은 아래로 내려간다는 말이다. 이때 물과 불은 세상을 구성하는 두 가지 요소이다. 한의학적으로 물은 신수(腎水), 불은 심화(心火)라고 할 수 있다. 이 두 가지가 조화롭게 순환해야 음양 균형이 이루어지고, 몸의 생리 기능이 정상적으로 유지된다. 간단한 내용이지만 한의학적 인체 생리관을 이 네 글자로 대표할 수 있을 만큼 함축적인 말이다.

수승화강이 잘 되려면 배와 다리는 따뜻해야 수승(水昇)이 잘 되고 머리는 차야 화강(火降)이 잘 된다. 두한족열(頭寒足熱)은 배와 다리를 따뜻하게 하고 머리는 차게 하라는 것으로, 바로 수승화강의 원리에 의한 것이다. 이는 물의 대류 현상과도 같은 것이며, 인체를 소우주로 보는 관점을 기반으로 하는 개념이다.

수승화강이 되면 새로운 기운과 활력이 넘칠 뿐 아니라 냉철한 판단력과 지혜가 샘솟고 마음이 안정되어 편안해진다. 이와 반대로 기의 흐름이 역전되어 화기가 머리에 몰리면 머리는 뜨겁고 입은 마르고 쓰며 심장 박동이 불규칙해진다. 이때는 피곤하고 초조하며 어깨와 목이 뻣뻣해지고 불면·두통과 탈모가 오기도 한다.

수승화강은 건강의 제1법칙이라고 할 수 있다. 수(水=찬 기운)와 화(火=더운 기운)가 조화를 이루지 못하는 것이 각종 질병의 원인이 된다. 호흡은 우주의 기를 받아들이고, 인체 내의 나쁜 기운, 즉 사기(邪氣)를 몰아내는 방법이다. 소우주인 인체가 대자연과 교감하는 방법이다. 호흡을 다스리면 기의 흐름이 조절되며, 수승화강(水昇火降)이 저절로 이루어진다.

호흡법을 훈련하여 수승화강이 이루어지면 혈압이 내려가고, 심장박동이 느려진다. 감정이 차분해지며, 장의 연동운동을 촉진하여 소화도 잘 된다. 몸속에 산소가 충분히 공급되고, 탄산가스 배출이 원활이 이루어진다. 세포는 노폐물과 유해물질도 더 잘 배출한다. 호흡 건강법은 수승화강(水昇火降)을 원활하게 하는 건강법이다.

5. 호흡 건강법의 요체

호흡 건강법은 들이마시는 호흡, 참는 호흡, 내쉬는 호흡 등 3단계로 구성된다. 이를 들숨, 정지, 날숨으로 표현하기도 한다.

좋은 호흡은 어떻게 하는 것일까? 먼저 편안한 자세를 취한다. 어느 자세에서든지 호흡 건강법은 쉽게 할 수 있다. 단 건강한 호흡은 가슴으로 하는 것이 아니고, 복식호흡이 되어야 한다.

들숨일 때는 반드시 코로 해야 하며, 날숨은 입으로 내쉬어도 되지만, 역시 코로 하는 것이 더 바람직하다. 코를 통해 천천히, 깊게 숨을 들이마시면서 배를 부풀어 오르게 한다. 통에 바람을 불어 넣는다는 생각으로 배를 가득 채운다. 초보자는 배에다 손을 올려서 배가 부풀어 오르는 것을 느끼는 것도 좋다.

들숨이 완성된 후에는 잠시 숨을 멈추었다가 날숨을 내쉰다. 들숨보다 날숨을 2배 정도 길게 천천히 내쉰다. 이때 부교감신경이 작동하여 우리를 편안하게 해 준다. 천천히 일정하게, 결과적으로는 배가쏙 꺼질 정도로 숨을 내쉰다. 이러한 과정을 반복한다.

호흡 건강법은 언제 어디서나 생각날 때마다 틈틈이 할 수 있다. 시간을 따로 정해놓고 할 수도 있고, 수시로 할 수도 있다. 업무시간 짬짬이 할 수도 있으며, 대중교통으로 이동 중에서도 가능하다. 집에서 TV를 보는 동안에 틈틈이 실행할 수도 있다.

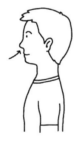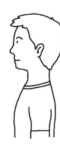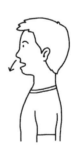

처음 시작하는 사람은 다음과 같은 순서로 진행하는 것이 좋다.

(1) 바닥에 편안히 눕고 두 눈을 감는다.

(2) 한 손은 배 위에, 다른 손은 가슴에 올려놓는다. 손으로 호흡을 확인할 수 있도록 하기 위해서다. 책을 올려놓아도 좋다.

(3) 코를 통해 천천히, 일정한 속도로 가능한 한 깊게 숨을 마시면서 배를 최대한 부풀린다. 이때 배가 부풀어 오르는 것을 육안으로 확인할 수 있을 만큼 충분히 숨을 들이마셔야 한다.

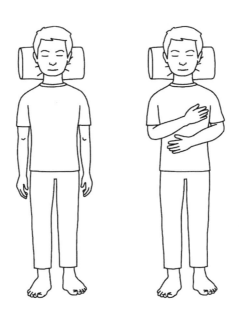

(4) 끝까지 들이마신 다음, 숨을 잠시 멈춘다. 숨을 최대한 들이마신 상태에서 1초 정도 숨을 멈추었다가 내쉰다.

(5) 코나 입을 통해 천천히 배가 쏙 들어갈 정도로 숨을 내쉰다. 들숨과 날숨의 비율은 1:2 정도가 되어야 하지만, 초보자는 이 간격을 유지하기 힘들기 때문에 최대한 오래 내뱉는다는 생각으로 내쉰다.

(6) 차츰 횟수를 늘려간다. 처음엔 1분에 10회 정도, 차츰 익숙해지면 1분에 6~8회 정도씩 호흡한다.

(7) 하루에 3번, 한 번에 3분씩만 해도 2주쯤 후에는 몸이 가뿐해지는 걸 느낄 수 있다.

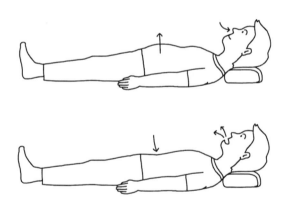

| 제2장 |
경락과 건강법

1. 경락, 기가 흐르고 드나드는 문

한의학에서는 인체를 기(氣)로 구성된 실체라고 본다. 기는 물질을 구성하는 근본으로 뭉쳐져서 물질로 나타나기도 하고, 눈에 보이지 않는 실체로도 존재한다. 경락은 눈에 보이지 않는 기(氣)가 생체를 순행하는 통로로, 한의학에서는 사람의 생사를 결정하고 병을 치료하며 허실(虛實)을 조화시키는 핵심 기관으로 본다.

경락은 인체의 안과 밖, 상부와 하부, 오장육부를 각각 연결하는 것이며, 경혈은 이 경락을 통해 흐르는 기가 드나드는 곳을 말한다. 다시 말해 경락은 기(氣)가 흐르는 '통로'이며, 경혈은 기가 드나드는 '출입문'이다.

경락은 인체의 피부, 근육, 혈관, 신경, 뼈와 오장육부를 연결하고, 경락의 내부에 흐르는 기의 흐름이 건강을 유지하게 하는 것으로 인식하고 있다. 경락은 다시 경맥(經脈)과 낙맥(絡脈)으로 구분되는데,

직행(直行)하는 간선(幹線)을 경맥이라 하고, 경맥에서 나와 신체의 각 부분으로 그물처럼 연결된 것을 락맥이라 한다. 경락은 인체의 모든 부위를 그물처럼 엮어서 기의 흐름을 통해 생명을 유지하는 기능을 발휘하는 체계이다. 그리고 변화무쌍한 인체의 다양한 변화를 관찰할 수 있는 체계일 뿐 아니라 이상변화를 조절하는 능력을 갖춘 체계라고 할 수 있다.

한의학에서는 우주를 '대우주', 인간을 '소우주'라고 본다. 소우주인 인간은 대우주(자연)와 경락 체계로 연결되어 있다. 소우주인 인간은 대자연(우주)의 영향을 받지 않을 수 없다. 인간에게 가장 밀접하게 영향을 끼치는 것은 해와 달, 그리고 오행성(五行星, 金木水火土)이다. 태양계 밖 북두칠성도 영향을 주는 것으로 알려져 있다.

대자연인 우주에서 일어나는 일은 인체에서도 똑같이 일어나며, 인체를 이해하기 위해서는 대우주 자연을 이해해야 한다. 경락은 대우주와 이어져 있는 신호체계라 할 수 있다. 인간의 삶이 자연에서 멀어질수록 신호체계 역시 무너진다고 한다. 물질 문명의 과잉은 인간을 자연과 격리시키는 부작용을 연출하고 있다.

2. 십이정경과 기경팔맥

우리 몸에는 팔과 다리에 각각 6개씩 총 12개의 정경(十二正經)과 8

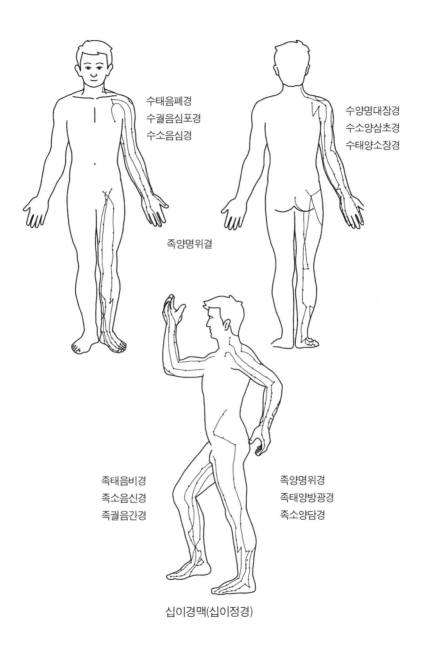

수태음폐경
수궐음심포경
수소음심경

수양명대장경
수소양삼초경
수태양소장경

족양명위결

족태음비경
족소음신경
족궐음간경

족양명위경
족태양방광경
족소양담경

십이경맥(십이정경)

개로 된 기경팔맥(奇經八脈)이 흐르고 있다. 십이정경은 모든 경맥 중 기본이 되는 12개의 경맥을 말하며, 십이경맥(十二經脈) 또는 십이경(十二經)이라고도 한다. 십이경맥은 기본 경맥이며 다른 경맥들과 구분하기 위하여 십이정경이라고 한다.

십이정경은 인체 경맥의 일종이며 체내의 기혈이 운행되는 주요 통로이다. 분포된 부위나 연계된 장부에 따라 음경·양경·수경·족경으로 나뉘며, 팔다리에는 각각 3개의 음경과 양경이 있는데, 이것을 수족 3음 3양경이라고 한다. 음경은 6부와 연계되고, 양경은 6부와 연계된다. 표리를 갖는 경락들은 손끝과 발끝에서 연계된다.

양경들은 눈 부위에서, 음경들은 가슴 속에서 서로 연계되며, 고리를 이루고 순환하는 경로는 수태음폐경(手太陰肺經)·수양명대장경(手陽明大腸經)·족양명위경(足陽明胃經)·족태음비경(足太陰脾經)·수소음심경(手少陰心經)·수태양소장경(手太陽小腸經)·족태양방광경(足太陽膀胱經)·족소음신경(足少陰腎經)·수궐음심포경(手厥陰心包經)·수소양삼초경(手小陽三焦經)·족소양담경(足小陽膽經)·족궐음간경(足厥陰肝經)이라 하고 일정한 순행 방향이 있다.

기경팔맥은 십이정경과 함께 인체의 기혈(氣血)이 순행하는 경맥(經脈)의 중요한 구성 부분으로 모두 여덟 개의 경맥으로 구성되어 있다. 기경팔맥의 의미를 살펴보면, 기경(奇經)은 정경(正經)과 상대적인 의미이다. 즉 奇(기)는 '다르다' 또는 '단독'이라는 뜻이며, 팔맥(八脈)은 이러한 기경(奇經)이 모두 여덟이라는 뜻이다.

기경이라고 부르는 이유를 구체적으로 살펴보면, 첫째, 십이정경은 장부와 직접 연계되어 있으나 기경은 장부와 직접 연계되지 않는다. 둘째, 십이정경은 음양표리(陰陽表裏) 관계가 명확하게 규정되어 있으나 기경은 그렇지 않다. 셋째, 십이정경은 인체의 좌우에서 대칭구조를 이루는 반면에 기경은 임맥(任脈), 독맥(督脈), 대맥(帶脈)은 1개의 경맥(經脈)으로 되어 있고, 충맥(衝脈), 음교맥(陰蹻脈), 양교맥(陽蹻脈), 음유맥(陰維脈), 양유맥(陽維脈)은 좌우대칭이다.

기경팔맥의 특성과 작용은 그 이름에서 잘 표현되어 있다. 독맥의 '督(독)'은 '감독한다'는 뜻이다. 머리, 목 등의 정중선을 순행하여 전신의 양경(陽經)을 총괄적으로 감독하므로 '양맥의 바다(陽脈之海)'라 한다. 임맥의 '任(임)'은 '담당한다'는 뜻이며 목, 가슴, 복부의 정중선을 순행하여 전신의 음경(陰經)을 담당하므로 '음맥의 바다(陰脈之海)'라고 한다. 충맥의 '衝(충)'은 '중요한 길목'의 의미인데, 십이경맥의 중요한 길목에 있다고 하여 '경락의 바다(十二經之海)'라고 한다. 대맥의 '帶(대)'는 '띠'라는 뜻이며, 12늑골 밑에서 가로로 한 바퀴 몸 주위를 돌아가면서 여러 경락을 묶어 주고 있다.

양교맥(陽蹻脈)과 음교맥(陰蹻脈)의 '교(蹻)' 자는 '민첩하다' 또는 '발뒤축'이라는 뜻이다. 이 두 맥은 발뒤축의 양쪽에서 시작하여 안쪽으로 올라가는 것을 음교맥(陰蹻脈)이라 하고, 바깥쪽으로 올라가는 것을 양교맥(陽蹻脈)이라 한다. 이 두 맥은 인체의 운동기능을 유지하는 동시에 모두 눈 안쪽 구석에 가서 눈을 뜨고 감는 것을 주관한다.

음유맥(陰維脈)과 양유맥(陽維脈)의 '유(維)' 자는 '얽어맨다'는 뜻이다. 즉 모든 음경맥(陰經脈)을 얽어매는 것을 음유맥이라 하고, 모든 양경맥(陽經脈)을 얽어매는 것을 양유맥이라 한다.

기경팔맥 중 임독맥(任督脈)은 인체의 정중선을 순행하며 각각 그 전속된 수혈(兪穴)을 가진 것이므로 옛 사람들은 임독맥을 십이정경에 포함시켜 십사경맥(十四經脈) 체계를 정립하기도 하였다.

3. 경락의 기능

경락은 표리상하를 소통시켜 장부와 조직을 연결하고, 기혈을 운행시키며, 병사(病邪)의 침입이나 침구 자극을 전달하고, 인체의 이상을 반영하며, 인체 각 부분의 기능과 활동을 조절한다.

1) 연결 작용

십이경맥과 십이경별(十二經別)은 가로 세로로 교차하여 표리상하를 소통시키고 장부와 오관구규(五官九竅)의 사이를 순행하여 이를 이어 준다. 기경팔맥은 십이정경을 이어 주고 조절하며, 십이경근과 십이피부는 근맥과 피부를 이어 준다. 이처럼 인체는 경락 계통의 연결작용을 통하여 하나의 통일체를 형성할 뿐만 아니라, 생리 활동에서도 서로 돕고 조절하는 유기체를 형성한다.

(1) 장부와 팔다리의 연결

『영추』해론(海論)편에서 "십이경맥은 안으로 오장육부와 이어지고 밖으로 팔다리와 이어진다."고 하여 경락과 장부, 팔다리의 연결을 설명했다. 또한『영추』경맥편에서 "수태음폐경은 중초에서 시작하여 아래로 대장에 연락하고, 위(胃)의 입구를 돌아 횡격막을 꿰뚫고 폐에 소속하며…, 수양명대장경은 둘째손가락 끝에서 시작하여… 결분으로 들어가 폐에 연락하고, 아래로 횡격막을 꿰뚫고 내려가 대장에 소속한다…, 족궐음간경은 엄지발가락에 털난 부분에서 시작하여… 넓적다리 안쪽을 따라 거웃으로 들어가 성기를 돌고 아랫배에 이르며, 위(胃)의 양옆을 순행하여 간에 소속하고 담에 연락한다."고 십이정경의 순행경로와 장부의 소속-연락관계를 설명했다.

이처럼 오장육부는 그 소속 경맥이 있으며, 경맥은 오장육부에서 시작하여 장부와 체표의 사이를 연결하는데, 안으로는 경맥의 소속-연락으로 장과 부가 표리관계를 이루고, 밖으로는 팔다리와 모든 뼈, 오관(五官)과 구규(九竅), 살과 피부 등으로 이어진다. 그러므로 장부 기능의 변화는 경맥을 통하여 체표에 반영되고, 경맥의 변화는 또한 소속·연락하는 장부의 기능 활동에 영향을 준다.

(2) 오관구규(五官九竅)의 연결

십이정경은 장부와 이어지고(소속·연락), 오관구규와 이어진다. 『영추』맥도(脈度)편에 보면, "오장의 정기는 항상 몸 위쪽의 일곱 구멍으로 모인다. 폐의 기운은 코로 통하는데, 폐기가 조화로우면 코로 냄새를 맡을 수 있고, 심의 기운은 혀로 통하는데, 심기가 조화로우면 혀로 맛을 볼 수 있으며, 간의 기운은 눈으로 통하는데, 간기가 조화로우면 눈으로 색을 구별할 수 있고, 비의 기운은 입으로 통하는데, 비기가 조화로우면 입으로 음식물을 구별할 수 있으며, 신의 기운은 귀로 통하는데, 신기가 조화로우면 귀로 소리를 들을 수 있다."고 하여 장부와 오관구규의 연결을 설명했다.

(3) 경락 간의 연결

경락과 경락 사이에도 서로 만나는 관계가 있어 더욱 정교한 생리 작용을 나타낸다. 예를 들어 수삼양경과 족삼양경은 독맥에서 만나므로 독맥을 '양맥의 바다'라 하고, 수삼음경과 족삼음경, 음교맥, 충맥은 임맥에서 만나므로 임맥을 '음맥의 바다'라고 한다. 또한 충맥에서는 십이경맥의 기혈이 모이므로 '십이경맥의 바다'라고 한다.

2) 운수, 조절 작용

『영추』 본장편에서 "경맥은 기혈을 운행시킴으로써 몸속과 겉을 영양하고, 힘줄과 뼈를 적시며, 관절의 활동을 원활하게 한다."고 했고, 『영추』 사객(邪客) 편에서는 "영기(營氣)는 진액을 분비하며 경맥으로 들어가 피로 바뀌어 밖으로 팔다리를 영양하고 안으로 오장육부를 적신다."고 한 것처럼, 기혈은 경락을 통하여 온몸에 수송된다.

그리고 인체의 조직과 기관은 기혈이 적시는 작용을 통해서 정상적인 생리 활동을 유지하며, 외사(外邪)의 침입을 방어하여 인체를 보호한다. 이처럼 『영추』 경맥편에서 "경맥은 생사를 결정하고 만병을 다스리며 허실을 조화시키므로, 통달해야 한다."고 말한 것처럼, 경락은 인체 각 부분의 기능활동에 대하여 상대적 평형과 협조를 유지하는 작용을 한다.

3) 감응전달 작용

경락은 병사(病邪)의 침입이나 침구 자극 등을 전달하는 작용이 있으며, 이를 '경락 감응전달 현상'이라고 한다. 경락 감응전달 현상은 혈자리에 자극이 가해졌을 때, 인체에 발생하는 시큰거리거나 마비되거나 묵직하거나 붓는 등의 감각이, 경맥의 순행노선을 따라 전해지거나 퍼지는 현상이다.

한의학에서는 이를 '기운을 얻었다(得氣)' 또는 '기운이 왔다(氣至)'고 말한다. 예를 들어 『소문(素問)』 무자(繆刺)론에서는 "대개 사기가 인체에 침입하면 반드시 먼저 피부에 머무는데, 여기서 제거되지 않으면 손락으로 들어가 머물고, 여기서 제거되지 않으면 낙맥으로 들어가 머물며, 여기서 제거되지 않으면 경맥으로 들어가 머물게 되어, 오장에 영향을 미치고 위(胃)와 장(腸)으로 퍼진다."고 한 것과 같다. 이는 경락이 병사를 전하는 데 대한 옛날 의사의 종합적인 개념이며, 어느 정도 객관적 실체와 부합되는 것이다.

4) 반응 작용

경락은 인체의 이상을 반영하는 작용이 있다. 경락은 인체의 질병 발생에 대하여 연결된 부위에 이상 변화를 반영한다. 특히 체표 부위의 이상 현상을 반응점, 압통점 또는 과민점이라고 한다. 이런 체표 반응점은 질병 진단과 침구 치료에 쓰는 혈자리다. 예를 들어『영추』사기장부병형(邪氣藏府病形)편에서는 "소장에 병이 들면 아랫배가 아프고 귀 앞에서 열이 난다."고 했고,『소문』장기법시(藏氣法時)론에서는 "간에 병이 들면 양 옆구리 아래쪽이 아프고 아랫배가 당기며, 폐에 병이 들면… 어깨와 등이 아프다."고 했다.

4. 팔·다리를 건강하게 하는 건강법

1) 팔·다리 건강법

팔은 다리보다 위쪽에 있어 양에 속한다. 팔에 관련된 경락은 횡격막 위에 있는 장부인 심, 폐, 심포가 연결된 수삼음경(手三陰經)과 그 표리 장기인 소장, 대장, 삼초가 연결된 수삼음경(手三陰經)으로 십이경락 중에서 절반이 팔에 연결되어 있다.

수삼음경(手三陰經)은 수태음폐경, 수소음심경, 수궐음심포경인데, 모두 복부에서 시작해서 팔을 거쳐서 손으로 내려온다. 따라서 경락이 흐르는 방향이 팔에서 손 쪽으로 내려온다. 경락이 흐르는 방향을 순방향이라고 하고, 그 반대는 역방향이라고 한다. 침 시술법에 경락 순방향의 시술은 '보법(補法)'이라고 하고, 역방향은 '사법(瀉法)'이라고 한다.

수삼음경(手三陰經)은 수소양삼초경, 수양명대장경, 수태양소장경인데, 모두 모두 손에서 시작해서 팔을 거쳐서 복부로 올라가서 각각의 장기와 연결된다. 수삼양경과는 반대인 경락 흐름을 보인다. 팔 건강법에서는 수삼음경과 수삼양경의 경락 흐름을 감안하여 기의 흐름을 조절하는 것이다.

2) 팔 건강법

경락의 유주(流注) 방향에 따라서 팔을 쓰다듬어 주는 운동법을 팔 건강법이라고 한다. 손 예비 동작으로 따뜻해진 손으로 경락의 흐름 방향으로 쓸어 주는 것이다.

왼쪽 손으로 오른쪽 팔을 쓸어 주고, 오른쪽 손으로 왼쪽 팔을 쓸어 준다. 수삼음경에서 시작해서 수삼양경으로 이어진다. 오른쪽 손바닥으로 왼쪽 손바닥에서부터 시작하여 팔을 거쳐 어깨까지 쓸어 준다. 어깨에서 내려올 때는 팔을 뒤집어 어깨 바깥쪽에서부터 팔을 거쳐서 손등으로 내려온다. 이것이 한 동작이다. 세 개의 경락이 팔에 분포되어 있으므로 세 경락을 모두 쓸어 줄 수 있도록 해야 한다. 한번 올라갔다가 내려올 때 '하나'를 셈하면서 쓸어 준다. 반복하면서 '둘'을 암송하는데, 올라갈 때 '두' 하고, 내려올 때 '울'로 셈하면 좋다. 마찬가지로 셋부터는 '세엣', '네엣', '다섯' 등으로 해서 이렇게 12회 반복한다. 왼쪽 팔이 끝나면 오른팔을 왼쪽 손바닥으로 똑같이 쓸어 준다. 오른팔과 왼팔 모두 12번씩 한 세트로 한다. 팔 건강법은 3세트, 즉 36회를 행하는 것이 된다.

팔을 중심으로 경락이 흐르는 방향

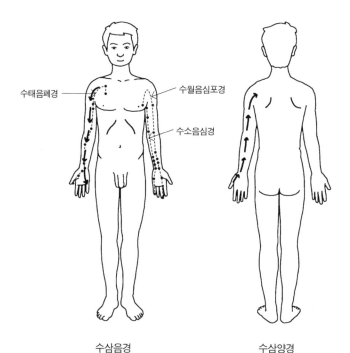

수삼음경
(수태음폐경, 수궐음심포경, 수소음신경)
가슴에서 손으로

수삼양경
(수양명대장경, 수소양삼초경, 수태양소장경)
손에서 가슴으로

3) 다리 건강법

다리를 거쳐가는 경락은 족삼양경(足三陽經)과 족삼음경(足三陰經)이다. 족삼양경은 족양명위경, 족태양방광경, 족소양담경으로 머리에서 시작해서 몸통과 다리를 거쳐서 발까지 내려온다. 몸통과 다리를 거칠 때는 등 쪽이나 옆구리 쪽으로 경락이 유주한다. 반면에 족삼음경인 수태음비경, 족궐음간경, 족소음신경은 발에서 시작해서 다리와 몸통을 거쳐서 소속 장부와 연결된다. 다리에서 보면 족삼양경은 위에서 아래쪽으로, 반면에 족삼음경은 그 반대로 흐른다.

따라서 다리 건강법은 손바닥으로 경락의 유주 방향에 따라서 다리를 쓸어 준다. 양손으로 양다리를 동시에 쓸어 준다. 먼저 허리를 굽히면서 사타구니 부근에서부터 발까지 족삼양경을 쓸어 주고, 이어서 발에서부터 사타구니 부근까지 족삼음경을 쓸어 주는 것이 1회 동작이 된다. 1회 동작을 하는 중에 '하나'라는 구령을 붙이면 좋다. 다리 건강법은 허리 굴신 운동과 함께하는 것이며, 허리 유연성 여부에 따라서 발끝까지 가 주면 더 좋다. 그렇게 허리가 구부려지지 않는다면 무리하지 말고 발목 부근까지만 내려가도 된다.

다리 건강법은 사타구니에서부터 발로, 발에서 다시 원위치로 돌아오는데 경락 분포 영역을 생각해서 가급적 넓게 쓸어 주는 것이 좋다. 12회를 한 세트로 하며, 3세트를 기본으로 한다. 보통 팔 건강법을 묶어 시행하는 것이 좋다.

다리를 중심으로 경락이 흐르는 방향

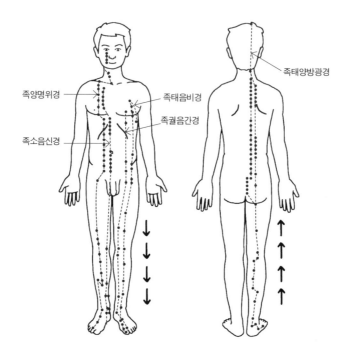

족양명위경

족소음신경

족태양방광경

족태음비경

족궐음간경

족삼음경
(족태음비경, 족궐음간경, 족소음신경)
발에서 가슴, 그리고 머리

족삼양경
(족양명위경, 족소양담경, 족태양방광경)
머리에서 가슴, 그리고 발

4) 팔다리 건강법 묶어서 하기

십이경락은 팔다리에 모두 분포되어 있으며 팔다리를 거쳐 간다. 손바닥을 이용해서 팔다리를 경락의 유주 방향으로 쓸어 주는 건강법이 팔다리 건강법이다. 예비 동작으로 따뜻해진 손으로 왼손바닥부터 시작해서 팔을 거쳐 어깨까지 올라간다. 어깨에서 다시 손등으로 내려오는 동작을 12회 한다. 왼팔이 완료되면 오른팔을 같은 요령으로 시행한다. 마찬가지로 12회를 완료하면 이어서 사타구니 부근에서 다리 바깥쪽과 측면을 따라서 발까지 내려간다. 이때 허리는 자연스럽게 굴신 운동이 된다. 발에서 다시 다리 안쪽을 따라서 사타구니로 올라오면 1회 동작이 완료된다. 이러한 동작을 12회 한 세트를 하는 것이다. 왼쪽 다리가 끝나면 오른쪽 다리로 옮겨서 마찬가지로 12회 한 세트를 한다. 좌우 모두 3세트씩 한다.

팔다리 건강법은 팔다리를 모두 36회 쓸어 주는 운동법이다. 좌우 동시에 하며, 허리 굴신 운동을 겸하게 된다. 팔다리 건강법은 기의 원활한 순행을 돕기 위한 것이다. 경락의 순방향으로 쓸어 주어서 경락을 활성화하는 운동법이다.

5. 몸통을 건강하게 하는 건강법

1) 몸통 건강법

몸통은 전신에서 머리, 팔다리, 날개, 꼬리, 지느러미 등을 제외한 가슴, 등, 배로 이루어진 가운데 부분을 말한다. 한의학 용어로는 흉복부(胸腹部)와 배부(背部)를 몸통이라 한다. 몸통으로 흘러가는 경락은 족삼음경과 족삼양경으로 여섯 개의 경락이 몸통을 유주한다. 흉복부(胸腹部)로는 족궐음간경, 족태음비경, 족소음신경이 발로부터 올라와 해당 장기로 이어져 있다. 흉복부에서 본다면 다리에서 올라오는 방향이다. 따라서 흉복부를 쓸어 주는 방향은 아래에서 위쪽으로 쓸어 주는 것이 순방향이다. 반면에 배부(背部)로 흘러가는 경락은 머리에서 발로 내려간다. 위에서 아래로 내려가는 방향이다. 위에서 아래로 쓸어 주는 것이 순방향이다.

몸통 건강법은 등 건강법과 가슴과 배 건강법으로 나눌 수 있다. 한의학 용어로 배부 건강법과 흉복부 건강법으로 표현한다.

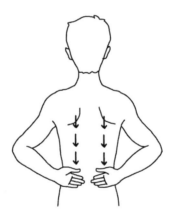

척추 쪽은 경락이 머리에서 다리 쪽으로 흐름.
따라서 경락 흐름의 순방향, 즉 아래에서 위로 쓸어 준다.

2) 등 건강법

등 건강법은 양쪽을 동시에 진행한다. 따뜻해진 손으로 배부(背部)

부터 위에서 아래로 쓸어 준다. 양손을 등 뒤로 돌려서 손등으로 등을 쓸어 주면 된다. 방향은 위에서 아래로, 엉덩이까지 내려간다. 손이 닿는 배부의 가장 높은 점에서부터 시작한다. 36회를 기본으로 한다. 마찬가지로 하나, 둘, 셋으로 암송하면서 하는 것이 좋다.

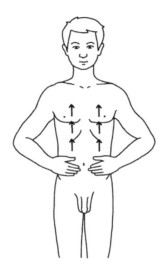

복부 쪽은 반대로 아래에서 위로 쓸어 준다.

3) 가슴, 배 건강법

가슴과 배를 동시에 쓸어 주는 방법으로, 아래에서 위로 쓸어 준다. 양손으로 사타구니 부근에서부터 가슴까지 쓸면 된다. 등 건강법과 마찬가지로 36회를 기본으로 하고, 암송하면서 한다.

| 제3장 |
머리 건강법

1. 머리는 양이 모이는 곳

머리는 인체의 모든 양경락(陽經絡)이 모이는 곳으로, '제양지회(諸陽之會, 모든 양기가 모임)'라고 한다. 수삼양경인 수소양삼초경, 수양명대장경, 수태양소장경과 족삼양경인 족소양담경, 족양명위경, 족태양방광경 등이 머리에서 모두 모인다. 인체의 가장 위쪽에 위치하는 머리에 양경락 여섯 개 모두가 집중된다. 이러한 양경락은 위, 담, 방광, 소장, 대장, 삼초라는 장기와 연결되어 있다. 음의 성격을 가진 장(臟)과는 다른 양의 성격을 가진 부(腑)의 장기들이다.

머리는 이처럼 양이 모이는 곳이기 때문에 근원적으로 열이 많다. 이러한 열을 적절히 내리고, 발은 따뜻하게 하여 찬 기운을 끌어올리는 건강법을 두한족열(頭寒足熱)이라는 용어로 표현했다. 머리를 서늘하게 하라는 것은 에어컨의 찬바람을 쐬거나 찬물에 머리를 감으라는 이야기가 아니다. 우리 몸의 정혈(精血)을 길러 뇌수(腦髓)를 충분히 하여, 머리를 차게 하라는 의미이다.

　머리가 모든 양경락이 모이는 제양지회, 즉 뜨거운 곳임을 명심하자. 이러한 머리 부위는 늘 열이 발생하여, 그대로 두면 감각기관이나 뇌 부위의 기능이 저하될 수 있다. 그래서 부비강동이라는 구조물이 머리 부위의 열을 식히고 있다. 부비강동은 우리 머리 속에 있는 것으로, 전두동, 상악동, 사골동, 접형동이라는 네 개의 큰 공간으로 이루어져 있다. 부비강동은 비강으로 연결되어 있으면서, 흡입된 공기를 부비강 공간으로 순환시켜 열을 식힌다. 이는 머리에 있는 기관들이 열에 취약하기 때문이다. 전두동과 상악동은 눈 주변의 열을 식히고, 사골동과 접형동은 뇌 부위의 열을 식혀 준다.

　부비강동은 뇌를 보호하고 안구의 과열을 방지하며, 두통과 탈모를 예방하는 장치라고 할 수 있다. 뇌의 열을 식혀 호르몬의 분비를 원활하게 해 주며, 소리를 들을 때 공명현상을 일으켜 청각에도 도움을 준다. 머리는 열을 받으면 안 되기 때문에 이러한 구조로 진화한 것이다. 이처럼 머리는 양이 모이는 곳으로 열이 많이 발생하기 때문에 늘 차게 하고 식혀 주는 것이 기본 양생법이다.

2. 얼굴을 구성하는 감각기관

　얼굴 중 가장 중요한 부위는 감각기관 역할을 하는 이목구비, 즉 귀, 눈, 입, 코라고 할 수 있다. 우리는 감각기관으로 외부 정보를 받아들인다. 이목구비로 들어온 정보는 뇌의 해석을 거쳐 우리의 일거수일투족을 좌우하며, 이로써 우리는 삶을 영위한다.

불가(佛家)에서는 이목구비로 들어온 정보를 바탕으로 의식(意識)이 발생한다는 유식론(唯識論)을 주장한다. 눈으로 들어오는 정보는 안식이, 코로 들어오면 비식이, 입으로 들어오면 구식이, 귀로 들어오면 이식, 몸[身]으로 들어오면 신식이 발생한다. 이 다섯 가지 식을 바탕으로 의식(意識)이 발생한다. 우리의 의식은 감각기관을 통해서 만들어진다는 것이 유식론(唯識論)이다.

얼굴을 구성하는 감각기관은 인중(人中)을 중심으로 상하로 나뉜다. 인중 위쪽의 눈귀입코는 하늘의 정기를 받아들이며, 아래인 입은 땅의 정기, 즉 오곡을 먹음으로써 우리는 살아간다. 눈은 빛, 즉 색을 받아들이고, 귀는 소리를 받아들이며, 코는 냄새를 감각하는데, 모두 하늘의 기운을 받는 기관이다. 이목구비로 들어오는 정보 중 보는 것과 듣는 것이 90%가 넘기 때문에 눈과 귀는 특히 중요하다.

한의학에서는 얼굴을 구성하는 감각기관을 이목구비라고 하고, 다른 용어로 칠규(七竅)라고 부른다. 규(竅)는 '구멍'인데, 우리 몸의 안과 밖을 연결하는 통로가 된다. 눈, 귀, 코가 두 개, 입이 한 개의 규로 되어 있어 칠규(七竅)이다. 칠규(七竅)에다가 소변을 배출하는 배설기관의 구멍[前陰]과 대변을 배출하는 항문[後陰]을 합쳐서 아홉 개의 구멍이라는 의미로 구규(九竅)라고 한다.

얼굴을 구성하는 감각기관

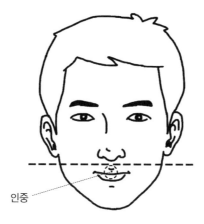

인중

천(天) : 하늘 − 눈, 귀, 코(하늘에 있는 것을 먹고 산다.)
인(人) : 사람 − 인중(人中)
지(地) : 땅 − 입(땅에서 만들어지는 것을 먹고 산다.)

3. 장수하려면 곤륜을 닦아라

퇴계 이황은 조선 시대 대표적인 성리학자로 20세에 이미 지나친 학문 연구로 건강을 잃게 되어, 평생을 병마와 싸우면서 생활했다. 벼슬에 나아가서도 건강 악화로 오래 근무하지 못하고 사임해야 하는 어려움을 겪으면서도 70세 넘게 장수하였다.

"장수하려면 곤륜을 닦아라."라는 말은 퇴계 이황이 주장한 머리 건강법이다. 곤륜은 중국 서장(西藏)에 있는 산으로 '높은 산'을 의미하며, 인체 부위로는 머리에 해당한다. 곤륜을 닦는 것은 곧 머리 건강법이다. 곤륜은 좁은 의미로는 이마를 가리키는데, 이는 뇌의 전두엽 부위를 말한다. 곤륜을 닦으라는 말은 두뇌를 단련하라는 의미도 포함한다. 평소에 곤륜을 닦는 수련을 하면 머리가 맑아지고, 기억력을 높일 수 있다.

그 내용을 보면 두뇌를 깨어나게 하는 방법들인데, 평상시에 다섯 가지 방법을 시행한다.

첫째, 머리를 자주 빗고, 둘째, 얼굴을 손으로 문질러 주며, 셋째, 치아를 수시로 마주치고, 넷째, 침은 항상 삼키고, 다섯째, 기를 단련한다. 이 머리 건강법을 일괄적으로 행하는 것이 곤륜을 닦는 방법이다. 곤륜을 평소에 닦는다면 얼굴에 분포하는 근육을 완화하고, 혈관을 건강하게 만들 수 있다. 따라서 주름도 방지하고, 두통 같은 증상도 없앨 수 있다. 머리 건강법은 머릿속을 깨끗하게 만들어 주고, 치매 예방에도 도움이 된다.

4. 머리는 서늘하게, 발은 따뜻하게

두한족열(頭寒足熱)은 머리는 서늘하게, 발은 따뜻하게 하라는 말이다. 그렇게 할 때 최적의 건강상태를 유지할 수 있다는 한의학 원리이다. 세상 만물은 물과 불, 즉 음양으로 이루어져 있으며, 물과 불의 교류회통으로 자연현상이 발현한다. 대자연인 우주 속 소우주 사람도 물과 불, 즉 음양의 작용으로 생명을 유지해 나간다.

불은 위쪽으로 향하므로 아래로 내려가도록 해야 하며, 물은 아래로 흐르므로 위쪽으로 끌어 올려야 한다. 이를 수승화강의 원리라고 한다. 두한족열은 곧 수승화강의 원리가 적용된 건강법이다. 한의학적으로는 물은 신수(腎水), 불은 심화(心火)라고 한다. 이 두 가지가 조화롭게 기능해야 음양균형이 이루어지고, 몸의 생리 작용이 정상적으로 유지된다. 간단한 내용이지만 한의학적 인체 생리관을 이 네 글자로 대표할 수 있을 만큼 함축적인 말이다.

수승화강이 잘 되려면 배와 다리는 따뜻해야 수승(水昇)이 잘 되고, 머리는 차게 해야 화강(火降)이 잘 된다. 그래서 배와 다리를 따뜻하게 하고 머리는 차게 하라는 것이다. 수승화강의 원리에 따른 두한족열은 물이 대자연 속에서 대류하는 원리와 기능과도 같은 것이며, 그만큼 인체의 소우주적인 속성을 잘 나타내 준다.

신체의 움직임은 적어지고 정신노동이 많아지면 머리가 뜨거워지고 발은 차가워진다. 이는 수승화강이 잘 이루어지지 않아서, 물이 위로 올라가지 못하고 불이 아래로 내려오지 못하기 때문이다. 수승화강에 문제가 생기면 성질이 급해지고 참을성이 없어진다. 얼굴이 붉게 달아오르고, 가슴이 두근거리거나 답답해지고, 뒷목이 뻣뻣하고 어깨가 딴딴하게 뭉쳐서 아픈 증상을 초래한다. 자연현상에서도 찬 공기와 더운 공기가 서로 자리바꿈을 하듯이 우리 몸에서도 물기운과 불기운이 서로 교류하며 조화를 이루어야 건강해진다. 우리 조상들은 베개 속에 메밀껍질을 넣어서 머리의 찬 기운을 보충하였다. 메밀은 성질이 차기 때문에 잠자는 동안 머리의 열을 제거해서 두한족열이 되도록 했다. 그리고 족욕과 같은 방법으로 발을 따뜻하게 하여 수승화강이 이루어지도록 했다.

문명이 발달하면서 인간은 편리한 생활에 길들여지고, 정신노동이 늘어나면서 신체의 움직임은 줄어들게 됐다. 이는 머리가 뜨거워지고 발이 차게 되는 수승화강의 건강원리에 반대되는 결과로 나타난다. 다리 운동을 별로 하지 않고, 정신노동만 과중하게 되면 필요 이상의 열을 머리 부위로 상승시켜서 머리가 뜨거워지면서 발은 차게 되는 악순환이 이어진다. 수승화강의 원리에 따른 두한족열(頭寒足熱)은 현대인에게 가장 긴요한 건강법이라고 할 수 있다.

5. 머리를 건강하게 하는 건강법

1) 이마 닦기

이마 부위는 전두엽이 있는 곳이다. 이곳을 곤륜이라고 하는데, 머리 건강법은 이곳에서부터 시작한다. 양 손바닥으로 이마를 교대로 쓸어 준다. 오른손과 왼손으로 한 번씩 쓸어 주는 것을 한 번으로 헤아린다. 하나, 둘의 셈으로 12회 닦아 준다.

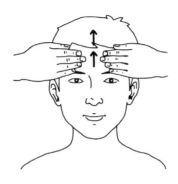

2) 머리 두드리기

다섯 손가락을 세워서 두상 표면에 직각으로 닿게 하여 두드린다.
양손을 동시에 사용한다. 두 번 두드리는 것을 한 번으로 세어서 12
회를 한 세트로 한다. 3세트를 하여 36회 시행한다.

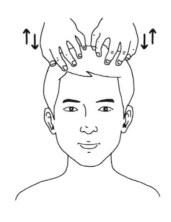

3) 머리 빗기

양손으로 머리를 앞쪽 - 위쪽 - 뒤쪽 순으로 빗어 내는 것이다. 목 아래 머리카락이 있는 곳까지 최대한 빗어 준다. 36회 시행하는데, 머리 두드리기와 같이 암송을 하면서 한다.

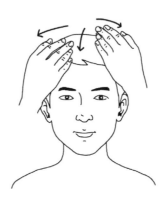

6. 얼굴을 건강하게 하는 건강법

1) 얼굴 문지르기

양 손바닥을 따뜻하게 만들어서 턱에서부터 이마로 쓸어 올리면서, 가운데서 바깥으로 원을 그린다. 12회 반복한다.

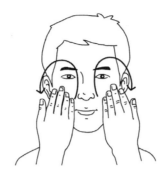

2) 눈 주변 문지르기

눈을 감싸고 있는 뼈 주변을 아래위로 12회 문지른다. 눈 아래위 뼈가 손에 만져지는 것을 느끼며 세게 눌러 준다. 눈썹 바깥쪽 사죽 공혈 부근을 자극한다고 생각하면서 시행한다. 12회 반복한다.

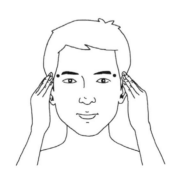

3) 눈물주머니 문지르기

눈꼬리 안쪽을 엄지와 검지로 동시에 문지른다. 이곳은 정명혈이라는 곳인데, 12회 꼭꼭 눌러 준다.

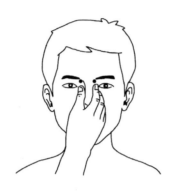

4) 광대뼈 문지르기

아래 눈꺼풀 중앙 아래 3센티미터 정도 광대뼈 부근에 사백혈이 있다. 이곳을 12번 아래위로 자극한다. 12회 반복한다.

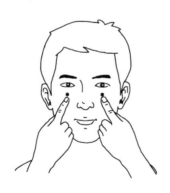

5) 관자놀이 문지르기

관자놀이는 귀와 눈 사이에 눌러서 들어가는 부위로 태양혈 부근
이다. 이곳을 검지와 중지로 아래위로 문질러 준다. 12회 반복한다.

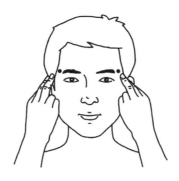

수승화강과 머리 건강법

수승화강(水升火降)이 원활하게 이루어지면 두한족열(頭寒足熱) 상태가 된다.
인체 내에서 물 기운은 신장 기능을 나타낸다. 반면에 불 기운은 심장과 관련
된다. 하늘의 해와 달, 인체의 심장과 신장이 각각 물과, 불 기운을 관장한다.
화는 위로 올라가는 성질이 있고, 수는 아래로 내려가는 성질이 있다. 수승화
강이란 이러한 물과 불의 두 기운이 원활히 교류하는 상태를 말한다.

수승화강이 잘 이루어지면 두한족열의 최적 상태가 된다. 두한족열은 중국
의 명의 편작도 언급했고, 서양에서는 네덜란드의 저명한 의사 헤르만 볼하페

도 강조했다. 두한족열 건강법은 동서양 모두 중시하는 건강법이다.

- 수승화강이 되는 상태

① 입안에 침이 고인다.

② 머리가 맑고 시원하며 마음이 편안해진다.

③ 아랫배가 따뜻해지고 힘이 생긴다.

④ 내장의 기능이 왕성해진다.

⑤ 피로하지 않고 몸에 힘이 넘친다.

- 수승화강이 안 되는 상태

① 입술이 타고 손발이 차갑다.

② 머리가 아프고 설사 · 변비가 있다.

③ 가슴이 두근거리고 불안해진다.

④ 목이 뻣뻣해지고 어깨가 결린다.

⑤ 항상 피곤하고 소화가 잘 안 된다.

| 제4장 |
감각기관 건강법

1. 감각기관의 노화

감각기관은 인체가 세상과 소통하는 통로이다. 눈으로는 빛 정보를, 귀로는 소리 정보를, 코로는 냄새 정보를, 입으로는 미각 정보를, 피부로는 촉감 정보를 받아들이는데, 이를 다섯 감각[五感]이라고 한다. 또 이를 담당하는 감각기관을 오관(五官)이라고 한다.

사람의 노화는 오관에서 제일 먼저 느끼게 된다. 40대만 되어도 시력이 나빠진다는 것을 느낄 수 있다. 어느 날, 작은 글씨가 안 보이게 되는 것은 수정체의 탄력성이 떨어졌기 때문이다. 초점을 조절하는 수정체의 탄력에 장애가 생긴 것이다.

또 노화가 진행되면 빛에 대한 반응도 느려진다. 동공의 크기가 줄어들기 때문이다. 눈을 통과하는 빛의 양이 줄어들어, 침침한 곳에서는 더욱 시력이 떨어지게 된다. 또한 밝은 곳에서 어두운 곳으로 이동하거나, 어두운 곳에서 밝은 곳으로 이동할 때 적응속도가 떨어진다. 어르신들이 쉽게 넘어지는 것은 평형감각의 문제도 있지만 눈의 노화 때문이기도 하다.

망막에도 노화가 일어나서 시야가 좁아진다. 독서 능력이 나이에 따라서 감소하는 것도 시력과 관계된다. 순간적인 눈 운동이 느려지고, 중심 시야가 좁아져 독서 속도도 느려지며, 쉽게 피로해진다. 색 판별력도 떨어져서 검정, 갈색, 짙은 남색을 구분하기 어려워진다. 또한 백내장이나 황반변성과 같은 질환도 쉽게 오게 된다.

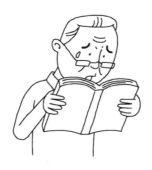

귀에도 노화가 진행되는데, 청력과 평형감각에 이상이 생긴다. 청력장애는 대체로 서서히 나타나며, 낮은음은 문제가 없으나 고음에서 청음 능력이 현저하게 떨어진다. 노화로 인한 청각장애는 신경세포 수와 기능 감소 때문에 온다. 65세에서 75세 사이의 어르신들에게는 30% 정도 청력장애가 온다고 한다. 대개 남자가 빨리 오고 빨리 진행된다. 남자는 여자보다 고주파 영역의 청력 감소가 심하고, 저주파 영역에서는 여자가 더 심하게 나빠진다. 그래서 노부부는 서로의 말소리를 잘 듣지 못하게 된다. 이러한 청력장애는 서서히 진행되기 때문에 자신이 잘 듣지 못한다는 사실을 받아들이기 어렵다. 대화할 때 전보다 목소리가 커졌다거나, 방금 한 이야기를 다시 해달라고 한다면 청력에 이상이 온 것일 가능성이 높다.

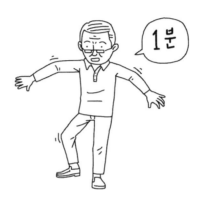

평형감각 감퇴도 두드러진다. 한 발로 1분 정도 서 있지 못한다면 평형감각에 이상이 온 것이다. 우리가 자세를 유지하기 위해서는 시각과 함께 근육과 귀의 전정감각이 조화를 이루어야 한다. 귀의 노화로 전정감각에 문제가 생기면 자주 넘어진다. 이러한 전정감각 감퇴는 청력장애와 비슷한 시기에 온다. 전정기관의 문제가 심해지면 어지럼증이 오게 된다.

후각 기능의 감퇴는 50대부터 시작되며, 60~70대에서는 급속히 진행된다. 이는 후각 신경세포와 뇌신경의 감퇴로 오게 된다. 처음에는 커피 종류를 구분하지 못하지만, 나중에는 레몬 냄새와 소고기 냄새를 구별하지 못하는 식으로 심화된다.

미각 기능의 감퇴는 혀의 미각 세포가 감소하고, 미각 관련 신경세포가 줄어들면서 나타난다. 단맛, 쓴맛, 짠맛, 신맛 등 모든 맛을 식별하는 능력이 떨어지게 되지만, 특히 짠맛에 대한 감각이 현저하게 떨어진다. 나이 들수록 짜게 먹는 것도 짠맛에 대한 미각 기능이 감퇴하기 때문이다. 고혈압이나 관절염 때문에 약을 복용하는 어르신들의 경우는 짠맛을 인식하는 능력이 더욱 감소한다고 한다.

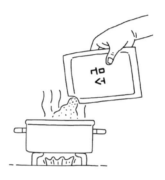

피부 감각 역시 촉감을 담당하는 수용체의 숫자가 감소하고, 신경 전달 속도가 감소하기 때문에 노화를 겪을 수밖에 없다. 촉감 감퇴는 발이 가장 심해서 젊었을 때 촉감의 90%까지도 감퇴한다. 그래서 어르신들은 신발 속에 돌이 들어가도 잘 느끼지 못해 상처를 입곤 한다. 또한 온도에 대한 감각도 떨어져서 화상도 쉽게 입는다. 손가락의 감각은 젊을 때보다 70% 정도 감소한다. 손발의 촉감 감소를 예방하기 위해서는 손발 바닥을 부지런히 자극해 주어야 한다.

2. 눈과 귀가 감각기관의 중추

몸이 천냥이면 눈은 구백 냥이라는 말이 있다. 그만큼 눈은 우리 삶의 질을 좌우하는 중요한 기관이다. 눈이 잘 안 보이면 지인의 반가운 눈인사를 무시하는 사람도 되고, 어른을 보고도 못 본 척했다는 오해를 받기도 한다. 우리는 눈으로 세상과 소통하는데, 눈의 노화로 외부 정보를 잘 받아들이지 못하면, 인간관계를 비롯한 삶의 질은 현저히 떨어질 수밖에 없다.

귀 역시 마찬가지다. 소리를 잘 못 듣는다는 것, 세상의 소리를 잃는다는 것은 상상할 수 없는 불편함을 동반한다. 헬렌 켈러는 시각장애와 청각장애 둘 다 있었는데, 그녀 자신은 소리를 들을 수 없는 것이 보이지 않는 것보다 더 안 좋다고 말했다.

양쪽 귀에 이어폰을 낀 사람에게 말을 걸면 대부분 상대방은 큰 목소리로 대답한다. 이처럼 귀가 안 들리면 목소리가 커진다. 자신이 낸 목소리를 듣고 거기에 맞춰 목소리 볼륨을 조절하는데, 청력이 감소하면 자신의 목소리가 작다고 느껴져 목청을 높이게 된다. 같은 이유로 노화로 인해 청력이 감퇴되면, 목소리가 커진다. 자연히 젊은이로서는 노인과 이야기하는 것이 불편해진다. 그런 만큼 노년층의 소외감은 커지는 악순환이 되풀이된다.

오감 중에서 시각과 청각이 차지하는 비율은 90%가 넘는다. 눈과 귀가 감각기관의 거의 전부라는 이야기다. 눈과 귀의 감각력을 잃는다면 세상 모든 것을 잃는 것이라는 말이 그리 과장이 아닌 이유다. 우리는 오관의 감각을 매개로 인식을 이어간다. 물론 정보의 해석은 뇌신경에서 하지만 정보의 입수는 감각기관에 의존한다. 어르신들은 뇌신경 노화로 인지력이 저하되기도 하지만, 감각기관의 노화 역시 어르신들의 인지력과 삶의 질을 떨어뜨리는 요인이 된다.

감각기관은 외부의 정보를 입수하여 몸 안으로 전달하는 기관이다. 노화에 따른 감각 기능의 쇠퇴를 근본적으로 방지할 수 없다면, 그 현상을 수용하고 적응하는 것이 필요하고, 또 중요한 것은 대응 태도이다. 촉감이 떨어져서 신체 감각에 예민하지 않다는 것은 고요히 앉아 자신을 성찰하라는 것이다. 시력이 떨어지는 것은 외부 세계의 현란함에 눈멀지 말라는 것이고, 청력이 감퇴하는 것 역시 내면의 소리를 들으라는 것이다. 후각이 둔감해진 것은 내면의 향기를 맡으라는 것이며, 미각이 변하는 것은 소화기관의 부담을 덜어 주기 위해서 적게 먹으라는 메시지일지도 모른다.

3. 눈은 이렇게 단련하자

보통 운동이라고 하면 유산소 운동, 즉 팔다리 근육의 운동을 생각한다. 눈 운동이라는 개념은 생소하다. 눈만 그런 것이 아니고 이목구비 감각기관도 운동이 필요하다는 생각조차 하지 못한다. 눈, 귀,

코, 입에 대한 단련을 무시하는 운동관은 크게 잘못된 것이다.

나이가 들어감에 따라서 근육운동보다도 오히려 필요한 것은 눈과 귀 같은 감각기관 운동이다. 그동안 무시했던 눈, 귀, 코를 건강하게 하는 노력을 강화해야 한다. 눈은 40대만 되면 노화를 실감하게 된다. 곧 돋보기에 의존하는 이른바 노안이 나타난다. 이런 노화는 피할 수 없는 현상이지만, 이 모두가 당연한 것은 아니다. 많은 사람이 죽는 날까지 잘 보고, 잘 들으며 살아간다. 감각기관에 대한 관심과 평소에 눈·코·귀 건강법을 실천한다면 충분히 가능하다.

눈 건강법은 안구운동과 눈 주변 경혈을 문질러 주는 것이다. 안구는 여러 개의 근육이 둘러싸고 있다. 안구 근육들도 다른 근육들처럼 운동이 필요하다. 제대로 운동하지 않으면 퇴행성 변화가 빨리 오게 된다. 그리고 지방과 같은 나쁜 물질들이 주변에 쌓여 장애를 유발한다. 안구운동도 눈 건강법에 당연히 포함되어야 한다.

또한 눈 건강법에서 중요한 것이 눈 주변의 경혈이다. 눈물은 눈물샘에서 나와서 안구를 적셔 준 후에 눈물관을 통해서 코로 빠져나간다. 눈물샘은 속눈썹 바깥쪽 위에 있으며, 이곳을 사죽공혈이라는 경혈이 지난다. 이 사죽공혈을 문질러 주면 눈물샘이 자극된다. 눈물샘을 자극하면 말라가는 눈물을 샘솟게 할 수 있다. 나이 들어 안구가 건조해지는 것은 눈물 분비가 부족하기 때문이다.

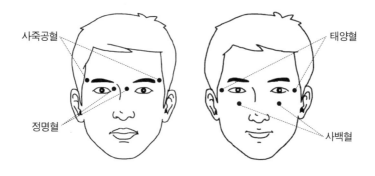

사죽공혈 말고도 눈 주변에는 중요한 경혈이 많다. 그중에서 꼭 챙
겨야 할 경혈이 사백혈, 정명혈, 태양혈이다. 정명혈은 눈꼬리 안쪽
부근에 있는 경혈로, 눈물관이 있는 부위다. 눈물샘에서 분비된 눈물
은 안구를 씻어내고, 이곳에서 코로 빠져나간다. 나이가 들면 이곳
에 먼저 문제가 생긴다. 그래서 코로 못 내려가는 눈물이 넘치게 된
다. 나이가 들어서 이러한 문제가 생기면 안과에서 눈물샘을 뚫는 시
술을 받기도 한다. 하지만 평소에 눈 건강법을 꾸준히 한다면 이러한
문제는 줄어들 것이다.

사백혈은 족양명위경의 경혈로, 눌러 보면 자극이 심한 곳이다. 소
화기와 관련된 문제가 생겼을 때는 이곳을 풀어 주면 완화된다. 태양
혈도 자극에 민감한 곳으로 스트레스를 받으면 이곳이 굳어진다. 눈
주변에 있는 경혈들을 자극해 주는 것이 눈 건강법의 핵심이다. 이곳
은 자극에 민감하고, 작은 부위라 손발 부위처럼 두드려 주기보다는

문질러 주는 방법이 무난하다. 동작은 다음과 같다.

(1) 예비 동작 : 양 손바닥을 비벼서 따뜻하게 한 후 양 눈에 대고 지긋이 누른다.

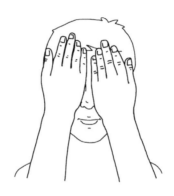

(2) 안구 운동 : 손가락을 눈 위에 댄 상태에서 눈동자를 왼쪽으로 움직일 수 있을 때까지 최대 범위로 옮겼다가 제자리로 돌아온다. 3회 반복한다. 다시 오른쪽, 위쪽, 아래쪽으로 3회씩 눈동자를 옮겼다가 제자리로 돌아온다. 그런 후에 눈동자를 시계 방향으로 한 바퀴, 반대 방향으로 한 바퀴 돌리고 마친다.

(3) 사죽공(絲竹空)혈 문지르기 : 사죽공혈은 눈썹 바깥쪽에 있는 경혈로 검지와 중지로 아래에서 위로 문지른다. 12회 반복한다. 양쪽

손으로 동시에 한다.

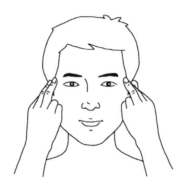

(4) 정명(睛明)혈 문지르기 : 정명혈은 눈꼬리 안쪽에 있는 경혈이며, 눈물관이 시작되는 부위이다. 엄지와 검지로 양쪽 정명 부위를 잡고, 아래위로 문지른다. 숫자를 붙이면서 12회 문질러 준다.

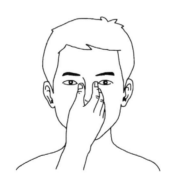

(5) 사백(四白)혈 문지르기 : 사백혈은 아래 안검 중앙 아래 3센치 부분으로, 손으로 만지면 들어가 있다. 양쪽 중지로 아래에서 위로 12회 반복한다. 자극에 아주 민감한 곳이다.

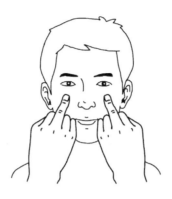

(6) 태양(太陽)혈 문지르기 : 태양혈은 바깥 눈꼬리에서 귀 쪽으로 움푹 들어간 부위이다. 이곳에 엄지손가락을 대고, 나머지 손가락으로 눈 부위 전체를 감싸고 돌린다. 엄지손가락을 대고 있는 태양혈 부위는 힘껏 누르면서, 눈 부위는 돌려 준다. 12회 반복하며, 양쪽 손으로 동시에 해 준다.

4. 성공적인 노화에는 청력 감퇴 예방이 필수

어르신들이 느끼는 장애 중 가장 흔한 것이 청력 감퇴다. 정도에 따라서 노인성난청이라는 병명으로 부른다. 청력 감퇴의 원인에 따라 외이관과 중이를 통한 소리의 전도에 장애가 생긴 전도성 청력장애, 청각 신경계의 손상으로 소리를 정확하게 해석하지 못하는 감각 신경성 청각장애로 구분한다. 전도성 장애는 귀지가 외이도를 막고 있는 귀지매복이나 이경화증, 중이염 같은 질환 때문에 발생한다. 청각 장애와 더불어 귀 내부의 충만감, 가려움 등을 나타낸다. 감각신경성 장애는 청력기관, 말초신경계, 중추신경계의 손상으로 발생한다. 이 밖에 감각신경성 청각장애와 전도성 청각장애가 함께 나타나는 복합성 청각장애가 있다.

청각장애는 40~50대에 비롯되어 나이가 들어갈수록 진전되며, 65~70세의 25%, 75세 이상의 40% 정도에서 나타난다. 나이가 많아지면서 청력이 나빠지지만, 어르신들은 자신이 청각이 나빠졌다는 것을 금방 자각하지 못한다. 청각은 시력처럼 갑자기 나빠졌다고 자각하지 못한 채 조금씩 서서히 나빠지기 때문에 자신이 청력이 떨어졌다는 사실을 시인하지 않아, 뜻밖의 문제를 야기한다.

나이 든 노부부가 TV를 시청하고 있을 때 자녀가 와서 볼륨을 줄이는 것을 쉽게 목격할 수 있다. 노인의 가청 주파수와 젊은 사람이 듣는 음역대가 다르기 때문이다. 청력이 떨어지면 대화가 잘 안 된다. 상대보다 큰소리를 내게 되어서 분위기가 좋지 않게 되기 때문이다. 청력 감퇴는 사람 사이의 관계를 나쁘게 만들 수 있다.

이와 같은 청력 감퇴는 생활에서 불편함을 가져올 뿐만 아니라 자신감을 잃게 한다. 그래서 여러 사람과 접촉하는 것을 꺼리게 되면서 사회로부터 소외되기도 한다. 눈은 정보를 받아들이는 데 더 중요한 역할을 하는 반면에 귀는 정보를 주고받으며 의사소통을 가능케 하는 핵심 기관이다. 그런 만큼 어르신들에게 청력 감퇴는 삶의 질을 저하시키는 핵심 요인이 된다.

5. 귀를 건강하게 하는 건강법

귀는 몸 전체의 장기와 연계된, 손과 발 같은 기관이다. 귀의 모습은 어머니 자궁 내에 거꾸로 들어 있는 태아의 자세 같다. 머리는 아래를 향해 있고 엉덩이와 다리는 위를 향하고 있으며, 오장육부는 중간에 있다. 귀에 시술하는 이침은 이런 개념으로 혈자리를 찾는다. 그래서 귀에다 침이나 뜸을 시술하면 전신기능을 조절할 수 있다. 평소에 귀 건강법을 꾸준히 실천하면 청력 상실을 예방하고, 신장의 기운을 튼튼하게 한다. 귀는 뇌와 코로 이어져 있어 귀 건강법은 뇌와 코의 건강법이 되기도 한다.

귀 건강법은 귓바퀴 문지르기, 고막 자극하기, 천고 울리기로 나뉜다. 소리는 귓바퀴를 지나 고막을 진동시킨다. 이 진동은 이소골에서 증폭되어 내이로 전달된다. 이소골은 고막 옆에 붙어 있는데, 세 개의 뼈로 구성되어 있다. 이소골은 추골(망치뼈), 침골(모루뼈), 등골

(등자뼈) 등으로 서로 연결되어 있다. 이소골 중에서 등골은 쌀 한 톨보다도 작은 크기로 우리 몸 206개 뼈 중에서 가장 작다. 그래서 귀에 있는 작은 뼈라는 뜻으로 이소골이라 한다. 이소골은 고막의 소리 진동을 증폭시켜서 내이로 전달해 주는 기능을 하고, 또 귀에 손상을 줄 만큼 큰 소리가 들어오면 소리를 전하는 진동 형태를 수평으로 바꾸어서 소리를 줄여 줌으로써 청각 신경을 보호한다. 나이가 들면 이소골도 퇴행성 변화를 겪는데, 이소골이 경직되거나 파손되면 문제가 발생한다. 청각기관을 보호하기 위해서 큰 소리에 노출되지 않도록 주의해야 한다. 이어폰이나 헤드폰 사용 시 볼륨을 지나치게 크게 하지 말아야 한다.

귀 건강법은 귓바퀴를 문질러 주고, 고막을 자극하고, 유양돌기 부위를 자극함으로써 귓속의 작은 근육들을 강하게 하고, 작고 섬세한 관절들을 잘 움직이게 해 주는 것이다. 이로써 이소골이 굳어지는 것을 방지하며, 이소골 주변의 노폐물을 배설시킨다. 고막의 탄력을 높이고, 평형감각을 개선할 수 있다.

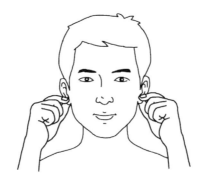

1) 귓바퀴 문지르기

귓바퀴를 엄지와 검지로 잡은 다음, 위에서부터 아래 귓불까지 전체를 꼭꼭 눌러 준다. 귓바퀴가 따뜻해질 때까지 해도 좋고, 시간이 없으면 12회로 정해서 해도 된다. 귓불에 내려와서는 세게 당겨 준다. 숫자를 헤아리며 해도 좋다. 귀에 분포된 경혈들을 자극해서 내부 장기 기능을 개선할 수 있다.

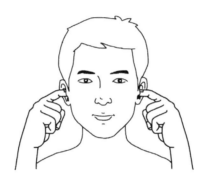

2) 고막 자극하기

검지로 양 귀를 막고 꽉 누른 다음, 손가락을 갑자기 빼낸다. 병마개를 딸 때처럼 '퐁' 소리가 나면 고막을 자극한 것이다. 고막의 탄성을 유지하고, 이소골 관절을 움직여서 굳어지는 것을 방지한다.

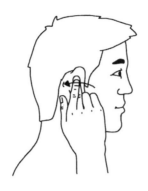

3) 천고 울리기[鳴天鼓]

중지로 귀를 접어 귀를 막고 누른다. 검지를 중지 위에 올렸다가 귀 뒤 툭 튀어나온 뼈[유양돌기]를 때린다. 이곳을 자극하면 내이에 전달된다. 내이는 이소골과 반고리관으로 구성되고, 이것이 청신경과 연결되어 소리를 듣게 된다. 반고리관은 평형을 담당하는 기관으로 천고 울리기를 하면 청력을 개선하는 것과 동시에 평형감각에도 도움을 줄 수 있다.

6. 코를 건강하게 하는 건강법

코는 유스타키오관으로 귀와 연결되어 있다. 그래서 코 건강법은 귀 건강법과 함께하면 좋다. 검지와 중지를 함께 모아 코를 양쪽에서 끼고 위에서 아래 방향으로 문지른다. 36회 시행한다. 숫자를 헤아리며 하는 것이 좋다. 숙달되면 시간이 많이 걸리지 않는다.

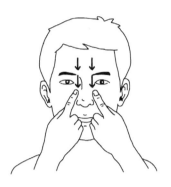

청력장애 자가진단 테스트

다음 항목 중 한 가지 이상 해당하면 청력장애가 시작되었다고 보아야 한다.

① 식당이나 백화점 등 사람이 많은 곳에서 대화하기 어렵다.

② 회의실이나 교실에서 소리가 약한 발음을 구별하기 어렵다.

③ 강당에서 연설하는 소리가 약하게 들리고 발음을 구별하기 힘들다.

④ 음악이나 라디오 소리가 부정확하게 들린다.

⑤ TV 소리의 발음이 부정확해서 볼륨을 올린다.

⑥ 전화 통화할 때 상대방 말소리가 부정확하게 들린다.

⑦ 상대방과 대화할 때 다시 한번 묻는 경우가 자주 있다.

⑧ 남자 목소리보다 여자 목소리의 발음 구별이 더 어렵다.

⑨ 지하철이나 자동차 안에서 대화하기가 어렵다.

⑩ 누가 불렀을 때 듣지 못해 쳐다보지 못한 적이 많다.

| 제5장 |
구강 건강법

1. 구강 건강법이란?

구강(口腔)은 입에서 목구멍에 이르는 입안의 공간을 말하며, 음식물을 섭취하고 소화하며, 발음기관의 일부분이 되는 곳이다. 구강 외면은 입술과 볼로 덮고 있고, 내면은 구개와 치아, 혀로 구성되어 있다. 각종 혈관과 신경, 침샘들의 개구부가 복잡하게 분포하고 있다. 구강은 음식물이 들어와서 소화의 첫 단계를 거치는 곳이다. 더불어 발음 기관을 겸하고 있다.

구강은 한의학에서 음과 양이 만나는 관문으로, 옥지(玉池) 또는 태화궁(太和宮)이라고 부른다. 구강은 임맥(任脈)과 독맥(督脈)이 만나 음양의 기를 합하는 부위이다. 구강은 음양의 기로 생성된 침이 모이는 곳이기에 옥지라고 하며, 그 침을 삼키면 오장이 조화롭게 된다. 또한 뼈마디를 윤택하게 하고, 사기(邪氣)가 침범하지 못하게 하여 조화롭게 한다는 뜻으로 태화궁(太和宮)이라고 한다.

구강이 건강하지 못하면 구강에 국한되지 않고 다른 신체 기관에까지 영향을 준다. 이를테면 구강에 질환이 있으면 당뇨병, 간질환, 심혈관질환 등의 발병률이 높아진다고 한다. 구강을 건강하게 유지하는 것은 전신건강을 관리하는 것이다. 특히 나이가 많을수록 구강건강의 중요성은 더 커질 수밖에 없다.

구강의 노화는 40대에서부터 시작된다. 입안 상피조직이 얇아지고 감염 저항력이 떨어지는 데다 침 분비가 줄어든다. 특히 흡연, 음주, 스트레스가 더해지면 잇몸 모세혈관의 혈류가 감소하고, 잇몸 조직의 각화층이 줄어들어 세균에 의한 치아 손상이 가속화된다. 타액의 분비도 감소하여 심하면 구강건조증으로 이어진다.

고령자들의 구강건조증은 단순히 침 분비량이 줄어드는 데 그치지 않고 음식물의 섭취나 말하는 걸 어렵게 하고 급속도로 충치를 증가시키는 등 삶의 질을 크게 떨어뜨린다. 침샘은 평상시 분당 0.3~0.5ml, 껌이나 신 음식 등의 자극을 받으면 1~3ml의 침을 분비한다. 이 분비량이 비자극 시 0.1ml 이하, 자극 시 0.7ml 이하로 떨어지면 입안에 불편감을 느끼고 구강 활동에 제약을 받게 된다.

우선 침에 의한 윤활 작용이 줄어 음식물 삼키기가 힘들고 말하기가 어려워진다. 수분 부족으로 혀의 유두와 여기에 많이 분포한 미각 기관인 미뢰가 위축돼 맛도 제대로 느낄 수 없게 된다. 침 분비가 적어지면 구강질환 발병률도 증가하는데, 수개월 사이에 충치가 급속도로 악화되고 푸석푸석해진 치아는 물리적 힘이 가해지면 쉽게 마모되고 조각 나서 떨어져 나간다. 또한 잇몸질환에 걸리기 쉽고, 구취(口臭)가 심해진다.

침은 한자로 타액(唾液)이라고 하는데, 침샘에서 분비되며 끈기가 있는 무색의 소화액으로 정의한다. 서양 의학에서는 침을 단순히 소화를 보조하는 정도로 인식한다. 한의학에서는 구강에서 분비되는 침을 금진옥액(錦津玉液)이라고 하는데, 비단이나 옥처럼 아주 귀중한 것이므로 함부로 뱉거나 버리지 말라고 했다. 어떤 연구에 의하면 침은 면역력을 높여 주고 항암작용까지 한다고 한다. 한의학에서 전래되어 오는 여러 가지 건강법에도 침을 소중히 하여, 대부분의 도인법에는 연진법(嚥津法)으로 침에 대해서 언급하고 있다. 나이가 들수록 구강 건강의 중요성은 더욱 강조된다.

2. 침은 어떻게 만들어지나

침(타액)은 침샘이 만들어내는 복합적인 액체이다. 단순히 침샘 분비액만이 아니고, 탈락 구강상피세포, 혈청 요소, 잇몸을 통해서 들어오는 염증세포를 모두 포함한 액체가 침이라고 할 수 있다.

침을 분비하는 타액선은 크게 대타액선과 소타액선으로 나뉜다. 대타액선은 귀밑샘, 턱밑샘, 혀밑샘이 있다. 귀밑샘에서는 맑은 장액 형태의 침이 만들어진다. 턱밑샘에서는 중간 형태의 침이, 혀밑샘에서는 끈적거리는 점성 타액이 만들어진다. 이렇게 대타액선에서 만들어진 침은 구강 내에 넓게 분포하는 소타액선에서 만들어진 침과 합쳐져 구강에 모인다.

소타액선은 입술샘, 혀샘, 입천장샘, 볼샘, 혀입천장샘, 어금니뒤샘 등에서 수시로 침을 분비하여 구강을 촉촉하게 만들어 준다. 또한 구강점막을 보호하고, 음식물을 원활하게 삼킬 수 있게 해 준다. 소타액선에서는 잠잘 때에도 분비되어서 대타액선이 기능하지 않는 밤에 특히 중요하다. 대타액선은 교감, 부교감 신경의 지배를 받으나 소타액선은 이러한 신경의 지배를 받지 않는다.

타액은 여러 가지 물질로 이루어져 있는데, 99%가 물이다. 나머지 1%에 중요한 물질들이 함유되어 있다. 타액에 함유된 유기성분은 단백질, 혈액형 물질, 탄수화물, 지질, 기타 유기물이다. 나트륨이나 칼륨 같은 무기물질도 들어 있다. 타액의 기능과 생리적인 작용을 정리하면 다음과 같다.

첫째, 구강 점막에 윤활 작용과 보호 작용을 한다. 타액은 치태나 화학물질 등에 대한 방어막 역할을 한다. 또한 단백분해 효소나 가수분해효소 등으로부터 점막을 보호한다. 둘째, 음식물 찌꺼기 등에서 발생하는 산을 중화하는 완충 작용을 한다. 셋째, 기계적인 세정 작용으로 치태 형성을 방지한다. 넷째, 엷은 막을 형성해서 치아를 보존한다. 다섯째, 항세균 작용으로 세균의 증식이나 물질대사를 억제한다. 여섯째, 소화 작용으로 씹을 때 음식물과 섞여서 탄수화물의 분해를 돕는다. 일곱째, 조직 재생 작용으로 혈액 응고 시간이 단축된다.

이 밖에도 타액은 노화 방지나 항암 작용도 한다. 일본 니시오카(西岡) 교수는 실험을 통해 구강 내의 타액은 일종의 암 방지선이라고 밝혔다. 타액에 함유된 일부 효소는 암을 초래하는 독성을 제거한다는 것이다. 아질산염과 같은 발암물질과 타액을 섞어서 관찰한 결과 암세포 성장이 줄어들었다고 한다.

또한 이하선에서 분비되는 소화액에는 노화를 늦추고, 청춘을 샘솟게 하는 호르몬이 들어 있다고 한다. 이 호르몬은 파로틴으로 피부를 비롯한 결합조직을 재생하는 데 도움을 준다고 한다. 나이가 들면 이완되는 피부나 근육, 결합조직을 튼튼하게 만들어 주어서 노화를 방지하는 것이다. 단순히 소화 보조의 기능만 생각하고 있었던 타액은 이제 새롭게 조명받고 있다.

3. 침과 도인법

각종 도인법에서 침(타액)은 단순히 탄수화물을 분해하는 소화작용을 하는 물질이 아니다. 도가(道家)에서는 타액을 신비한 영약의 일종으로 보아, 귀하다는 뜻으로 금진옥액(錦津玉液) 또는 영액(靈液), 옥천(玉泉), 신수(神水), 감로(甘露) 등으로 표현한다. 각종 도인법 동작을 행하면 침이 입안에 고이는데, 그것을 세 번에 나누어 삼킨다. 침을 삼키는 것을 중시하는 까닭은 오장을 조화시키고, 100마디의 뼈를 윤택하게 하며, 음양을 조화시켜서 사기(邪氣)가 들어오는 것을 예방하기 때문이다.

사람의 몸에는 여러 가지 체액이 존재하는데, 피부에는 땀이 있으며, 몸 속에는 피가 있고, 신장에는 정(精)이 있다. 눈에서는 눈물, 코에서는 콧물이 나온다. 땀, 눈물, 콧물 등과 같은 체액은 한번 나오면 다시 우리 몸으로 들어갈 수 없지만, 오직 타액만은 삼켜서 우리 몸으로 되돌릴 수 있다. 이는 우리 몸의 여러 가지 체액 중에서 타액만은 순환을 계속할 수 있다는 뜻이다. 그래서 타액은 소중한 존재로 함부로 뱉어서도 안 되고, 멀리해서도 안 된다.

타액을 삼키는 수련법은 연진법(嚥津法), 옥례금장법(玉醴金漿法) 등이다. 도인법 수련 중에 구강에 고이는 침은 단침이라고 해서 아주 소중하게 여긴다. 단침을 삼키면 장을 씻고, 몸을 부드럽게 하며, 화(火)를 끌어 아래로 내린다고 한다(수승화강). 또한 젊은이와 같은 안색을 갖게 하고, 충(虫)을 없애고, 치아를 단단하게 한다. 도인법에서 타액을 삼키는 것은 단전에 기를 모이게 하는 수련법으로 보며, 단전에 기가 모이면 불로환단(不老環丹)이 만들어진다고 한다. 이를 기를 모으는 것이라 하여 축기법(畜氣法)이라고도 한다.

타액의 하루 분비량은 500ml에서 1.5l까지 꽤 많은 양이다. 충분한 양의 침이 분비되면 건강에 유익하다. 타액은 우리에게 활력을 불어 넣는 체액이며, 보약이다. 무르익은 과일이나 맛있어 보이는 음식을 보면, 또는 생각만 해도 저절로 군침이 생긴다. 반면에 단전호흡이나 명상을 할 때 분비되는 침은 단침이다. 여러 가지 수련법들은 타액 분비를 왕성하게 하며, 그렇게 고인 단침을 삼켜 기를 축적하게 된다.

충분한 타액 분비는 구강의 청결뿐만 아니라, 노화를 방지하는 묘법(妙法)이다. 타액은 불결하고 더러운 것이 아니며, 건강상 많은 역할을 하는 소중한 진액(津液)인 것이다.

4. 『동의보감』 반운복식(搬運服食)

반운(搬運)은 온몸의 기혈이 잘 돌도록 적당하게 운동하는 것이다. 복식(服食)은 몸을 건강하게 하려고 음식이나 보약을 먹는 것인데, 여기서는 양생법의 한 가지로써 침을 삼키는 것을 말한다. 반운복식은 운동법과 침을 삼키는 건강법을 함께 말하는 용어다. 『동의보감』에 기술하고 있는 반운복식(搬運服食)법을 살펴보자.

『양성서』에서 말하길, 일반적으로 사람들이 수양하고 섭생하는 방법이 각기 따로 있다. 대체로 정을 상하거나 기를 소모하거나 신을 상하는 일이 없도록 해야 한다. 이 3가지는 도가(道家)들이 말하는 정을 보전하고 기를 보전하며 신을 보전한다는 것이다.

매일 아침 첫닭이 울 때 일어나서 이불을 감고 앉아 호흡을 조절하면서 이빨을 부딪치고 정신을 집중해서 오래 있으면, 신기가 안정되면서 화기가 돈다. 이때 반운(搬運)을 몇십 번 하면 온몸이 편안해지며 혈맥이 절로 잘 통하는 것을 느끼게 된다. 그리고 침이 나오고 신기가 온몸에 충만된다. 이때 침을 삼켜 단전(丹田)으로 내려보내 원양(元陽)을 보해 준다.

이렇게 반운을 마친 후 평소에 먹던 보양하는 약을 먹고 두 손을 비벼서 뜨겁게 한다. 그것이 끝나면 머리를 빗고 양치질하고 세수를 하며 향불을 피우고 통장(洞章)을 한 번 외운다. 그다음 천천히 뜰을 100보쯤 거닐다가 해가 떠서 3~5발 올라오기를 기다려 죽을 먹는다. 다음에는 손으로 배를 문지르고 다시 200~300보 거닌다. 이것이 양생하는 대략적인 방법이니 몰라서는 안 된다.(養性書曰 凡人修養攝生之道各有其法 大吠勿要損精耗氣傷神 此三者道家謂之 全精全氣全神是也 每於鷄鳴時 便可起坐 擁衾調息 叩齒聚神 良久神氣旣定方行 火候搬運數十遍 便覺渾身和暢血怴自然流通 當此之時 華池水生神氣滿谷 便當大漱嚥下 納入丹田 以補元陽 如搬運了 就喫平昔補養的藥餌 以兩手摩擦令熱乃行 導引之法行畢 方可櫛漱洗凶乃焚香 默誦洞章一遍逍遙步庭約行百步 待日高三五丈方 可食粥食 畢以手惕腹行二三百步 此養生大略 不可不知.)

이어서 복식에 대해서 다음과 같이 기술하고 있다.

『태식론(胎息論)』에서 말하길, 대체로 복식(服食)은 밤 1시경에 눈을 감고 동쪽을 향하여 편안히 앉아 힘써 뱃속의 나쁜 공기를 두세 번 내뿜은 뒤에 숨을 멈추고 코로 맑은 공기를 천천히 몇 번 들이마신다.

혀 밑에는 두 개의 구멍이 있어서 아래로 신(腎)과 통하고 있다. 혀로 입천장을 받치고 숨을 한동안 멈추면 침이 절로 나와서 입안에 차게 된다. 그것을 천천히 삼키면 스스로 오장으로 들어가게 된다. 이렇게 하는 것이 기가 단전으로 돌아가게 하는 것이다. 밤 1시부터 3시까지 하되 4시가 되기 전에 하는 것이 역시 좋다. 누워서 하는 것도 좋다.

또한 "사람은 늘 옥천(玉泉)을 먹으면 오래 살고 얼굴에 윤기가 난다. 옥천은 입안의 침이다. 닭이 울 때, 이른 새벽, 해가 뜰 무렵, 10~11시, 12시, 오후 4~5시, 해질 때, 땅거미가 들 때, 밤 12시 등 하루 아홉 번 자신의 침으로 양치해서 삼킨다."고 쓰여 있다.

구선(瞿仙)은 "한괴경(漢地京)은 나이가 120이 되었는데도 기력이 매우 좋았다. 그는 아침마다 침을 삼키고 이를 14번씩 부딪쳤다고[叩] 한다. 이것을 연정(鍊精)이라고 한다."고 하였다. 또한 두경승(杜景升)과 왕진상(王眞常)은 "침으로 양치해서 삼키는 것을 태식(胎息)이라고 한다."고 하였다.(胎息論日凡服食須半夜子後瞑目盤坐

面東呵出腹內舊氣三兩口然後停息便於鼻內微納淸氣數 口舌下有二穴 下

通腎竅 用舌柱上焫存息少時 津液自出 灌漱滿口 徐徐嚥下 自然灌注五藏

此爲氣歸丹田矣 如子後丑前不及寅前爲支 亦可臥中爲之亦可 又曰人能常

食玉泉 令人長年 面有光色 玉泉者口中唾也 鷄鳴時 早晨時 日出時 河中時

日中時 礡時 日沒時 黃昏時 夜半時 一日凡九次漱口嚥之 埴仙曰 漢圳京年

百二十歲 氣力甚壯言 朝朝服食玉泉叩齒二七 名曰鍊精 又杜景升王眞常漱

玉泉嚥之謂之胎息.)

이상에서 살펴본 것처럼, 『동의보감』에서는 적당한 신체 운동을
하면 침이 고이며, 그것을 삼켜서 되돌리는 것이 원양을 보하는 방법
이라고 했다. 이와 같은 복식(服食)은 몸을 건강하게 하기 위한 양생
법으로 반운법과 불가분의 관계에 있다.

5. 고치법(叩齒法)

고치법(叩齒法)은 아래윗니를 부딪치는 건강법이다. "딱딱" 소리가
날 정도로 마주쳐야 한다. 이를 마주침으로써 뇌를 자극하는 건강법
이다. 고치법을 할 때는 정신을 집중해야 하고, 좌우균형이 맞게 시
행해야 한다. 퇴계의 활인심방(活人心方)에서는 아침 잠자리에 일어
나서 먼저 고치법을 36회 하라고 했다. 잠들어 있는 뇌를 깨우면서

일과를 시작하라는 의미라고 생각된다. 36회를 하라고 한 것은 3이라는 숫자를 강조하는 것이다.

동양권에서 숫자 개념은 특이하다. 1은 하늘의 숫자, 2는 땅의 숫자로 1과 2는 형이상학적인 개념이다. 3은 사람의 숫자로 3에서부터 현실 세계가 시작되는 것이다. 그래서 3의 배수가 도인법에 많이 사용된다. 3에서 6, 9, 12, 18, 36, 72 등으로 3의 변형 수로서 응용된다. 36회를 시행하라는 것은 이러한 개념에서 온 것이다.

고치법은 독립된 건강법이라기보다는 연속적으로 이어지는 건강법으로 볼 수 있다. 고치법에 이어서 혀로 입천장과 잇몸을 쓸어 주는 적룡교수혼(赤龍攪水渾)을 시행한다. 적룡교수혼 다음으로 침을 삼키는 건강법인 연진법(嚥津法)이 이어진다.

음식을 꼭꼭 씹어 먹는 것이 건강에 좋다고 한다. 천천히 음미하면서 음식을 씹을 때 저작근의 반복운동은 두개골을 상하로 잡아당겼다가 놓아서 두개골 내에 있는 뇌에 자극을 준다. 마찬가지로 고치법(叩齒法)도 뇌에 자극을 주는 건강법이다. 고치법으로 잠들어 있었던 뇌를 깨우고, 일과를 상쾌하게 시작할 수 있을 것이다.

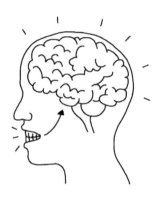

6. 연진법(嚥津法)

『동의보감』에서는 "침은 단(丹)을 돌리는 요점이며 중요한 것은
신수(神水), 화지(華池)에 있다."고 했다. 신수란 타액이며, 신수가 입
에 있는 것을 화지라고 한다. 그에 관한 대목을 살펴보자.

"진인(眞人)은 늘 침을 땅에 뱉지 않도록 하여야 한다. 입안의 진
액은 아주 귀한 것이다. 그러므로 종일 침을 뱉지 않고 항상 입에
물고 있다가 다시 삼키면 정기(精氣)가 늘 보존되고 얼굴과 눈에
광채가 돈다. 사람의 몸에서는 진액이 기본인데, 이것이 피부에
서는 땀이 되고 힘살에서는 피가 되며, 신(腎)에서는 정액이 되고,
입에서는 침이 되고 비(脾)에 잠복하여서는 담(痰)이 되고, 눈에서

는 눈물이 된다. 땀이나 피나 눈물이나 정액은 모두 한번 나온 것을 다시 들어가게 할 수 없지만, 오직 침만은 도로 삼킬 수 있다. 침을 도로 삼키면 다시 생겨나는데, 생겨난다는 것은 다시 계속된다는 뜻이다. 어떤 사람이 침을 자주 뱉어서 진액이 말라 몸이 마르게 되었는데, 우연히 한 사람을 만나서 침을 삼키는 방법을 알게 되었다. 그리하여 그것을 오랫동안 계속하였는데 몸이 다시 윤택해졌다."

인체 내 진액이 모두 중요하지만 그중 침이 더욱 귀중한 것이라는 점을 강조한다.

연진법은 이를 부딪치는 고치법이나 혀를 이용한 적룡교수혼과 같은 건강법으로, 입안에 생기는 침을 삼키는 것이다. 입안에 생긴 침을 서른여섯 번 입안을 씻으면서, 입안 가득하게 찬 상태를 화지(華池)라고 했으며, 이를 세 번에 나누어 "꿀꺽 꿀꺽" 소리가 나게 삼킨다. 입안에 모인 침은 신(腎)의 정기라고 해서 신수(腎水)라 한다. 신수를 삼키면 화기(火氣)가 온몸에 돌게 되고[方得行火], 모든 맥이 균형을 찾게 된다[百脈自調均]. 연진법은 고치법, 적룡교수혼과 함께 하는 건강법이다.

7. 적룡교수혼(赤龍攬水渾)

'적룡(赤龍)'이란 혀를 말한다. 적룡교수혼은 혀로 잇몸과 입천장을 쓸어 주어 침이 고이게 하는 건강법이다. 『산림경제』에 기록되어 있는 「구선도인결(臞仙導引訣)」에 다음과 같이 적룡교수혼을 설명하고 있다.

혀로 윗잇몸을 받치면 [舌柱上齶]

자연히 입안에 침이 생기는데, [自生口液]

입안을 씻어서 삼키는 것이다. [嗽而吞之]

제6장

손 건강법

1. 건강하게 살려면 손을 단련하라

손은 인체에서 가장 섬세한 감각 능력과 동작 능력을 갖고 있다. 인간은 수백만 년 전 두 발로 걷게 되면서 자유로워진 두 손으로 헤아릴 수 없이 많은 일을 했다. 그 결과, 두뇌가 발달하게 되었고 찬란한 문명을 창조하게 되었다.

손에는 수많은 미세 혈류가 분포되어 있으며, 모든 신체 조직과 연결된 신경을 이용해서 움직이며 또한 지식과 정보를 다루는 인체의 중요 부분이다. 특히 대뇌와 밀접하게 연관되어 있어 손 운동과 지각의 통솔은 대뇌에서 담당한다.

인체 각 부위의 운동을 관장하는 부분을 뇌 위에 펼쳐 지도를 만들면 뇌의 운동신경 부위 면적의 30%가 손 부위에 해당한다. 이 지도 위의 인체는 손과 입, 혀가 크며, 몸통은 아주 작은 기형적인 모습이다. 한쪽 손은 14개의 손가락뼈와 5개의 손바닥뼈, 8개의 손목뼈 등

무려 27개의 뼈로 구성되어 있다. 양쪽 손의 뼈는 54개로, 전체 206 개인 사람의 뼈 중 4분의 1가량이 손에 있다. 그래서 우리는 도구를 사용할 수 있고, 유연한 손동작을 할 수 있다. 또한 손가락에는 신경이 밀집되어 있어서 섬세한 촉감을 느낄 수 있다. 시각장애인은 점자를 손으로 더듬어 책을 읽을 수 있고, 말 못하는 장애인은 수화로 의사소통을 할 수 있다.

윌슨 교수는 꼭두각시 연극 연출가, 마술사, 암벽 등반가, 외과 의사, 보석 세공사, 기타 연주자, 지압 치료사 등 손을 많이 쓰는 사람을 인터뷰했다. 그 결과, 손은 뇌의 계획과 프로그램에 따라 단순히 수동적으로만 움직이는 존재가 아니라는 사실을 알게 됐다. 역으로 적극적으로 집어 들고, 찌르고, 쥐어짜고, 만져 보고, 배우고, 구별하고, 밀치면서 터득한 손의 감각이 뇌의 정교한 신경망을 창조해 낸다는 것이다. 눈과 입도 많은 양의 감각을 뇌로 전달하지만 이는 수동적일 뿐이라는 것이다.

뇌는 손의 움직임과 감각으로 인해 발달하며, 손으로 하는 모든 동작은 뇌로 연결된다. 사람이 손을 자유자재로 움직여서 무언가를 한다는 것은 뇌의 대뇌 신피질에 있는 운동전야, 운동야, 체성감각야라는 곳을 자극하는 것이다. 우리가 휴대폰을 작동할 때 손가락의 터치가 감각을 활동하게 하여 대뇌피질의 체성감각야에 입력된다. 그리고 다음 화면으로 넘어갈지, 이곳에서 작업을 할지 결정하는 것이 운동전야이다. 그리고 손가락이 그런 일을 수행하도록 근육에 운동명

령을 내리는 곳이 운동야라고 하는 곳이다. 이러한 세 부분이 네트워크를 형성하여 끊임없이 정보를 주고받음으로써 우리는 휴대폰을 손쉽게 다룰 수 있다.

손은 운동기관과 감각기관을 겸하고 있다. 차다, 뜨겁다, 아프다, 가렵다, 까칠까칠하다, 매끄럽다, 가볍다, 무겁다, 딱딱하다, 부드럽다 등의 감각 정보를 느낄 수 있다. 이러한 감각기능은 운동기능과 조화를 이루어서 뇌와 정보를 주고받게 된다. 손을 움직이는 일은 뇌와 끊임없이 정보를 주고받는 일이기 때문에 손을 사용한다는 것은 곧 뇌를 사용하는 것이라 할 수 있다.

그러므로 건강하게 살려면 손을 자주 쓰고, 손을 단련해야 한다.

손과 관련된 말

① 인간은 유일하게 손을 가진 존재다.

② 손을 보면 그 사람의 건강, 인품, 행운이 보인다.

③ 악수는 우호의 표시이다.

④ 박수는 칭찬과 격려이다.

⑤ 손뼉을 치는 것은 온몸으로 환호하는 것이다.

⑥ 두 손을 비비는 것은 최상급 아부이다.

⑦ 손사래는 온몸으로 거부하는 것이다.

⑧ 손짓 발짓은 온몸으로 의사소통하는 것이다.

⑨ 손가락을 절단하는 것은 목숨을 건 결의를 나타내는 것이다.

⑩ 손목을 비튼다는 것은 온몸의 기능을 정지시키는 것이다.

⑪ 손목을 묶거나 수갑을 채우면 속수무책이 된다.

⑫ 하이파이브는 온몸으로 팀워크를 다지는 것이다.

⑬ 거수경례는 온몸으로 경의를 표하는 것이다.

건강한 손이란?

① 손가락을 굽히고 펴는 데 자연스럽고 부드러워야 한다.

② 손목과 손가락의 관절이 부어오르거나 염증이 없어야 한다.

③ 물건을 잡거나 쥘 때 힘 있게 잡을 수 있어야 한다.

④ 손목을 자유자재로 돌리는 회전운동에 불편이 없어야 한다.

⑤ 손바닥이나 손가락이 옅은 홍조를 띠어야 한다.

⑥ 손등 색은 손바닥보다 약간 옅은 갈색이어야 한다.

⑦ 손바닥이 창백하거나 검푸르거나 붉거나 노랗다면 질병이 있는 것이다.

⑧ 손의 피부에 염증이나 상처, 부종이 없는 손이어야 한다.

⑨ 손톱이 잘 부러지고, 젖혀지고 검거나 창백하면 질병이 있는 것이다.

⑩ 손바닥과 각 손가락 끝의 지문이 선명할수록 건강이 좋다는 것이다.

⑪ 손가락이 뒤로 활처럼 휘어지고 탄력 있게 잘 젖혀지는 손은 건강하다.

2. 손에는 여섯 개의 경락이 분포한다

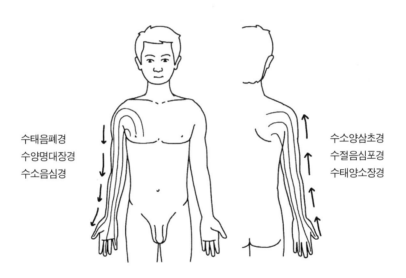

수태음폐경
수양명대장경
수소음심경

수소양삼초경
수절음심포경
수태양소장경

경락은 체내의 기혈이 운행되는 주요 통로로 십이경맥(十二經脈) 의 흐름이 있다. 십이경맥은 기본 경맥이며 다른 경맥들과 구분하기 위하여 십이정경이라고 한다. 분포된 부위나 연계된 장부에 따라 음경·양경·수경·족경으로 나뉘며, 팔다리에는 각각 3개의 음경(陰經)과 양경(陽經)이 있는데, 이것을 수족 3음3양경(手足三陰三陽經)이라고 한다. 음경은 6장(六臟)과 연계되고, 양경은 6부(六腑)와 연계된다. 장부와 연결된 경락들은 손끝과 발끝에서 이어진다.

손으로 연결되는 경락은 십이경맥 중 절반에 해당하는 여섯 개이다. 수태음폐경(手太陰肺經), 수양명대장경(手陽明大腸經), 수소음심경(手少陰心經), 수태양소장경(手太陽小腸經), 수궐음심포경(手厥陰心包經), 수소양삼초경(手小陽三焦經) 등이 손에 연계되는 경락이다. 장부별로 보면 수태음폐경과 수양명대장경, 수소음심경과 수태양소장경, 그리고 수궐음심포경과 수소양삼초경이 표리를 이룬다.

수태음폐경(手太陰肺經)은 쇄골 밑 중부(中府)혈에서 시작되어 엄지손가락인 소상(少商)혈에서 끝난다. 수양명대장경(手陽明大腸經)은 검지 상양(商陽)혈에서 출발하여 코 옆인 영양(迎陽)혈에서 끝난다. 엄지와 검지에 폐경과 대장경이 분포하는 것이다. 가운뎃손가락인 중지는 수궐음심포경(手厥陰心包經)이, 네 번째 손가락인 무명지는 수소양삼초경(手小陽三焦經)과 연결된다. 새끼 손가락인 소지에는 수소음심경(手少陰心經)과 수태양소장경(手太陽小腸經)이 분포한다.

경락으로 손에 연결된 장부는 폐, 대장, 심, 소장, 심포, 삼초로 대부분 심폐기능과 관련된다. 십이경락의 관점으로 보면 손은 심폐기능을 대변한다고 볼 수 있다. 손을 단련하는 것은 호흡기와 순환기를 강화하는 것이 된다. 따라서 손 운동으로 심폐기능을 높일 수 있다.

십이경맥 중 절반인 여섯 개가 손에 분포한다는 것은 손이 건강에서 차지하는 비중이 그만큼 크다는 것을 말해 준다.

3. 손가락의 특징과 경락과의 관계

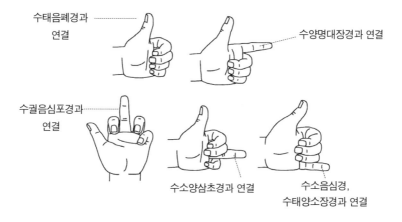

손가락은 각각 상징하는 고유의 특성이 있으며, 손가락마다 분포하는 경락이 다르다. 엄지(大指)는 우두머리를 상징한다. 넉넉한 마음, 부유함, 여유, 안락함을 상징하기도 한다. 수태음폐경이 연결되어 있고, 기백을 간직하고 있다(肺藏魄). 폐(肺)란 글자에는 시장(市)이란 의미가 있으므로 재산과 관련이 있다. 수태음폐경이 발달한 사람은 재물에 대한 상업적 두뇌 회전이 빠르다. 이를테면 주식을 얼마나 사고 팔 것인가를 판단할 때는 수태음폐경이 활성화된다.

두 번째 손가락인 검지(大指)는 지도와 지시를 상징한다. 무엇을 가리킬 때 검지를 많이 사용한다. 일설에는 엄지는 나 위주의 긍정적인 생각, 검지는 너 위주의 부정적인 생각을 상징한다고 한다. 그래서 엄지는 자신을 가리키고, 검지는 남을 가리킨다. 검지는 공격적인 살의나 조소, 경멸 등을 암시하는 기운을 지니고 있다. 수양명대장경이 연결되어 맑고, 단단하고, 절도가 있으며 분수에 넘치는 욕심을 부리지 않는다. 엄지는 육(살)에 해당하고 검지는 골(뼈)에 해당한다. 검지가 발달한 사람은 뼈가 단단한 사람으로 보면 된다.

가운뎃손가락인 중지(中指)는 기억력을 상징한다. 중지가 긴 사람은 지식이 풍부하고, 기억력이 좋다. 지성 리듬이 발달하여 학문적인 소질이 다분하다. 수궐음심포경에 연결되어 있어서, 중지를 잘 활성화한다면 기억력을 높이고, 치매를 예방할 수 있다. 심포란 무명의 장기이며, 지식의 저장 창고 역할을 한다.

네 번째 손가락인 약지(藥指)는 무명지(無名指)라고도 한다. 무명지라는 것은 감히 나서지 않는 겸손함을 나타낸다. 중지가 지식을 받아들이는 역할을 한다면, 약지는 지식을 배설하는 역할, 즉 망각의 손가락이라고 한다. 수소양삼초경과 연결되어 있어, 고도로 상승한 불의 에너지로서 으뜸 기운 또는 일원지기(一元之氣)라고 한다. 약지는 열과 에너지의 통로 또는 망각의 통로이다. 건망증이 심한 사람은 삼초경락이 과하게 활성화된 사람이다.

새끼손가락이라고 하는 소지(少指)는 감성을 상징하며, 수소음심경과 수태양소장경 두 개의 경락이 연결되어 있다. 수소음심경은 예술적 재능, 자기애, 미적 감각, 신명 나는 기운 등이 나타난다. 지나치게 발달하면 경솔하기 쉽고, 자기애가 강해서 공주병이나 왕자병과 같은 자기도취에 빠져서 현실 감각을 잃기 쉽다. 수태양소장경은 사랑과 따뜻한 이미지인 수소음심경과는 다른 섬뜩한 이미지나 죽음의 이미지가 있다. 소지는 감성 리듬의 허실이 모두 반영되는 두 개의 경락과 연결되어 있다.

4. 손 건강으로 치매를 예방한다

국내 한 조사에서 어르신들이 가장 염려하는 질환이 치매로 조사되었다. 첨단의학 시대인 오늘날에도 치매는 아직도 완전히 해결하지 못하는 과제로 남아 있다. 일단 발병하면 원인적인 치료보다는 관리 차원으로 치매를 다루게 된다. 현재까지 치매는 완치가 힘든 것으로 알려져 있어, 무엇보다도 예방이 중요하다.

아주대 연구팀이 전 세계 치매 예방 논문 161편을 분석해서 치매의 예방 가이드라인을 발표했다. 최고 수준의 치매 예방법은 집 청소하기, 정원 가꾸기, 뜨개질, 요리하기, 스포츠, 책 읽기, 악기 배우기, 이메일 쓰기라고 제시했다. 모두 손과 관계가 있다.

손에 연결된 운동중추는 뇌 전체의 30%를 차지할 정도로 손과 뇌는 밀접한 관계를 맺고 있다. 손을 사용하는 만큼 뇌의 운동중추 발달에 도움이 된다. 그래서 치매 예방을 위한 손 운동법으로 손가락 하나씩 펴기, 손가락 스트레칭, 손가락 잡아당기기, 손뼉치기 등을 권장하고 있다.

누구나 두려워하는 치매지만 일상생활에서 조금만 관심을 기울면 예방이 그렇게 어려운 것도 아니다. 통계청 발표에 따르면 65세 이상 노령층에서 치매 발병률은 10% 정도다. 10명 중 한 명이 발병한다는 말이다. 그렇다면 90%는 치매로부터 안전하다는 이야기가 아닌가. 치매가 올 확률이 큰가, 그렇지 않을 확률이 큰가?

발병률로 보았을 때 치매는 예방하기 어렵지 않은 질환이 아닐까 생각된다. 85세가 넘으면 치매 발병률은 40%로 증가한다. 그런데 이것은 한국인 평균수명을 넘은 경우이다. 살아생전 치매에 걸릴 확률은 10% 남짓이라고 보면 된다. 치매 발병확률 10%에 해당하지 않으려면 치매 예방책을 잘 음미해 실천하는 것이 필요할 것이다.

전문가들 대부분은 늘 쓸고 닦고, 몸을 부지런히 움직이는 것이 치매 예방법의 출발점이라고 강조한다. 또한 새로운 것에 대한 호기심을 가지고, 탐구의식을 버리지 않는다면 치매를 걱정할 필요가 없다고 주장한다. 그래서 일상생활에서 뇌와 밀접한 관계가 있는 손을 많이 쓰고 특히 손을 억세게 만들라고 조언한다.

사람이 손을 자유자재로 움직여서 뭔가를 한다는 것은 뇌의 대뇌

신피질에 있는 운동전야, 운동야, 체성감각야라는 곳을 자극하는 것이다. 손을 사용하면 뇌 신경망 시냅스 연결망이 새롭게 형성된다. 젓가락질, 연필 깎기, 바느질, 뜨개질, 과일 깎기, 운동화 끈 매기, 실뜨기 놀이, 종이접기, 악기 연주, 타이핑, 레고 놀이 등은 두뇌의 신경망을 튼튼하게 해 주는 활동이다. 그래서 손은 제2의 뇌라고도 한다. 일상생활에서 손을 단련한다면 10% 남짓한 치매 유병률로부터 해방될 수 있을 것이다.

5. 손으로 만져 주고 두드려 주는 건강법

엄마 손은 약손이다. 엄마가 만져 주면 배앓이도 다 없어진다. 엄마 손은 만병통치다. 우리 조상들은 이렇게 손으로 만져 주고, 쓸어 주는 것으로 배앓이도 극복했다. 손으로 만져 주고 두드려 주면 어떤 일이 일어날까? 몸은 기가 뭉쳐진 것이기 때문에 이는 기를 변화시키는 행위라고 볼 수 있다. 내 몸을 자신의 손으로 만져 주고, 예뻐해 주는 방법이 손을 이용한 건강법이다. 건강법을 말할 때 거창하게 단전호흡이나 명상을 떠올린다. 물론 그런 방법들도 건강에 이바지하지만, 평범하고 손쉬운 방법이 손으로 하는 건강법이다. 내 손으로 만져 주고 두드려 줄 수 있는 부위는 다양하다.

손과 손을 마주치는 것에서부터 얼굴, 몸통, 발을 마사지하는 것까지 손을 이용한 건강법은 다양하다. 타인의 손에 의존하는 것이 아니고, 나 자신의 손으로 내 몸을 건강하게 하는 방법이다. 특별한 기술이 필요한 것도 아니며, 자신의 몸을 사랑한다는 기본만 있으면 장소, 시간에 구애받지 않고 시행할 수 있다.

얼굴을 만져 주면 얼굴에 화색이 돌면서 건강미가 넘치게 된다. 머리를 만지면 머리가 맑아지고, 스트레스도 해소된다. 뒷목과 어깨 근육도 손을 이용해서 풀어 주고, 몸통도 쓸어 주면 긴장이 이완되며 온몸의 탁기가 해소된다. 손발을 자주 문지르고 만져 줌으로써 십이경맥의 기능 역시 조절할 수 있다.

엄지손가락은 금 기운인 폐와 대장을, 세끼손가락은 화 기운인 심장과 소장을 관장하는데, 엄지와 검지를 만져 주면 이들 기능을 조절할 수 있다. 손으로 만져 주고 두드려 주는 것은 기를 조절하여 정신과 육체에 모두 영향을 미친다. 내 손 건강법은 수태음폐경, 수양명대장경, 수소음심경, 수태양소장경, 수궐음심포경, 수소양삼초경 등의 경락과 연계된 건강법이다.

내 손으로 만져 주고 두드려 주는 것은 삼음삼양(三陰三陽)의 여섯 개의 경락을 자극하여 장부의 기능을 조절하는 건강법이다.

손은 인체의 축소판

손은 여섯 개의 경락으로 연결되어 내부 장기와 이어져 있다. 손 주변에는 많은 경혈이 분포되어 내부 장기의 반응점 역할을 한다. 한의학에서는 장기의 기능이 원활하게 유지되기 위해서는 기가 잘 흘러야 한다고 말한다. 이러한 기가 흐르는 통로가 경락이며, 특별히 많은 기가 머무르는 부위가 경혈이다. 손에 분포된 경혈을 자극하면 내부 장기 기능의 조절이 가능하며, 병적인 상태를 치유할 수 있다.

- 손 운동으로 얻을 수 있는 효과

① 손 전체를 주물러 주면 전신의 혈류 개선에 도움이 된다.

② 손가락을 잡아당기거나 돌려주면 관절의 유연성이 개선된다.

③ 양 손바닥을 비벼 주면 기가 모이고 따뜻해지면서, 약손이 된다.

④ 기가 모인 손으로 신체 부위를 만져 주면 기혈 순행에 도움이 된다.

⑤ 손을 자극하면 십이경맥 순환을 촉진하여 장기기능을 향상시킨다.

⑥ 손을 자극하면 뇌에 자극을 주어서 인지기능을 유지할 수 있다

6. 손을 건강하게 하는 건강법

손을 써서 건강을 도모하는 양생법은 안공(按功)이라고도 한다. 한의학에서는 침구와 더불어서 중시하던 건강법이다. 안공(按功)은 두 가지로 나뉘는데, 자기 자신이 스스로 하는 건강법과 남들에게 해 주는 치료법이다. 남들에게 해 주는 치료법으로는 지압과 같은 수기요법이나 척추 골반을 교정하는 추나법 등이 많이 알려져 있다. 모두 도인법에서 유래된 방법이라고 보면 된다.

치료를 위한 수기요법이나 추나법 등은 여기서 다루지 않는다. 자기 손으로 자신에게 시행하여 건강을 유지하고 질병을 예방하는 건강법이 양생법이다. 이것을 '손으로 하는 건강법'이라 이름해 본다.

손은 기가 출입하는 관문이다. 우리 몸에는 기가 출입하는 커다란 문이 세 개가 있는데, 그중 하나가 손바닥 한가운데에 있는 노궁(勞宮)혈이다. 또 다른 관문은 머리 꼭대기에 있는 백회(百會)혈과 발바닥 가운데 있는 용천(湧泉)혈이다. 백회(百會)는 하늘의 기가 출입하는 곳이라 천문(天門)이라고 하며, 용천(湧泉)혈은 땅의 기가 출입하기 때문에 지문(地門)이라고 한다. 노궁(勞宮)혈은 사람의 기가 출입하는 인문(人門)이 된다. 천지인(天地人) 삼재사상(三材思想)으로 보는 관점으로, 손은 사람의 기가 출입하는 중요한 관문이 된다.

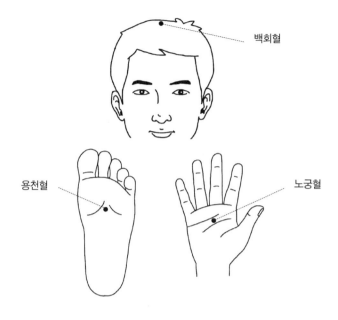

백회혈

용천혈

노궁혈

  기 수련 가운데 제일 먼저 하고, 가장 많이 하는 동작이 두 손을 비벼서 열을 내는 것이다. 두 손을 비비면 기가 활성화된다. 따뜻한 열감으로 우리는 그 기를 느낄 수 있다. 이렇게 따뜻해진 손, 즉 기가 활성화된 손으로 인체 각 부위를 주무르고 만져 주는 것이 '손으로 하는 건강법'이다. 손으로 하는 건강법은 다양하다.

  머리를 쓰다듬고 빗는 것도 고전에 나오는 건강법이다. 손으로 만져 주는 부위에 따라 '머리 건강법'이라 명명할 수 있다. 마찬가지로 얼굴 건강법, 목 건강법, 가슴 건강법, 복부 건강법, 허리 건강법, 상지 건강법, 손 건강법, 하지 건강법, 발 건강법 등으로 손으로 하는 부위별 건강법을 소개하고자 한다.

머리는 한의학에서는 모든 양이 모이는 곳이라 해서 제양지회(諸陽之會)라 한다. 손에서 올라오는 수삼양경(手三陽經)과 이곳에서 내려가는 족삼양경(足三陽經)이 모두 머리에 모인다. 머리는 눈, 코, 귀, 입의 감각기관이 모여 있는 곳이다. 40대가 되면 눈의 노화를 실감하며, 60대가 되면 청력이 떨어진 것을 느낄 수 있다. 평소에 얼굴 건강법을 꾸준히 실천하면 감각기관의 노화도 늦출 수 있다.

머리서부터 아래로 목, 어깨, 상지, 가슴, 복부, 허리, 하지, 발 등으로 내려가면서 손을 이용해서 주무르고 만져 주어 기의 흐름을 조절해 주는 것이 내 손 건강법이다. 우리 사회는 곧 100세 시대를 맞이하고, 누구나 장수하는 시대가 되는데 무조건 오래 사는 것이 능사는 아니다. 어르신들 스스로 건강이 뒷받침되지 않는 삶이라면 장수를 바라지 않는다는 조사 결과도 있다. 내 손 건강법은 건강한 노년, 인지에 장애를 겪지 않는 노년, 사회적으로 소외되지 않는 노년을 위한 생활 양생법이다.

머리 건강법 : 머리는 제양지회, 삼양경락이 모이는 곳이다. 자주 빗고 두드려 준다.

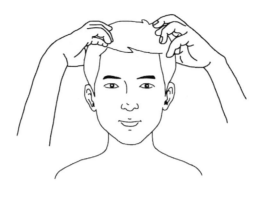

머리 건강법

구강 건강법 : 구강은 음식을 삼키고, 발성을 하는 기관이다. 혀로 잇몸을 마찰하고, 타액을 삼킨다.

얼굴 건강법 : 얼굴은 감각기관이 분포하는 곳이다. 특히 시력과 청력 감퇴를 막기 위해서 눈, 코, 귀 주변을 만져 주고 두드려 준다.

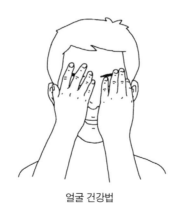

얼굴 건강법

목 건강법 : 목은 몸통과 머리를 연결하는 부위이다. 자주 만져 주어야 한다.

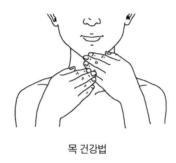

목 건강법

어깨 건강법 : 목과 함께 부드러움을 유지해야 하는 부위이다. 양쪽을 부드럽게 쓸어 준다.

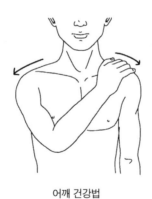

어깨 건강법

복부 건강법 : 복부는 장기가 모여 있는 곳이다. 마찰해 주어 따뜻하게 유지해야 한다.

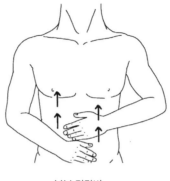

복부 건강법

상지(팔) 건강법 : 팔로 흐르는 경락 방향을 생각하여 훑어 주어야 한다.

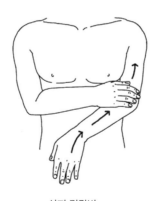

상지 건강법

손 건강법 : 손가락, 손목, 손바닥, 손등으로 나누어 만져 준다.

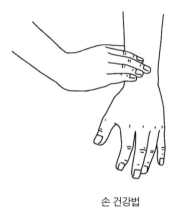

손 건강법

하지(다리) 건강법 : 다리로 흐르는 경락 방향으로 만져 준다.

발 건강법 : 발가락, 발목, 발바닥, 발등을 순서대로 만져 준다.

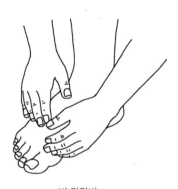

발 건강법

척추 건강법 : 척추는 우리 몸의 중추이다. 부드럽게 폈다 구부렸다 하는 것이 중요하다.

정신 건강법 : 몸과 정신은 별개가 아닌 하나이므로 정신 수련이 중요하다. 정신 건강법의 요체는 하심(下心), 즉 돈, 명예, 권력에 대한 욕심과 아집을 내려놓는 일이다.

제7장

발 건강법

1. 건강하게 살려면 발에 관심을!

발은 26개의 뼈, 39개의 관절, 38개의 근육, 107개의 인대와 수많은 모세혈관, 신경 등이 복잡하게 얽혀 있다. 발은 균형 유지와 체중 지탱, 충격 흡수, 이동 등 그 역할과 기능이 많고도 막중하다.

발의 기능 중 으뜸이 되는 것은 보행 기능과 심장을 도와 혈액순환과 신진대사를 촉진케 하는 펌프 기능이다. 인간이 직립보행을 시작한 이래로 심장이 지면으로부터 멀어진 만큼 혈액순환은 더 힘들게 되었다. 따라서 원활한 혈액순환을 위하여 발은 심장의 기능을 도와주는 제2의 심장으로서 중요한 기능을 수행하게 된 것이다.

족한상심(足寒傷心)이라는 말이 있다. 이는 '발이 차면 심장이 상한다.'는 뜻으로 신체 말단에 있는 발이지만 소홀히 해서 차갑게 하면 가장 중심부인 심장에까지 악영향을 미친다는 뜻이다.

사람들이 평생 걷는 거리는 보통 175,000km(지구 약 네 바퀴) 정도로 알려져 있고, 70㎏ 정도인 사람이 1만 보를 걸을 때 1천 톤 이상의 하중이 발에 실린다. 이렇게 막중한 하중을 발이 감당한다. 구조적으로 발은 우리 몸을 지탱해 주기 때문에 발에 문제가 생기면 중심축이 무너진다. 이렇게 되면 장딴지나 무릎은 물론 허리나 어깨와 목, 그리고 장기의 배치와 기능에도 장애를 일으키고, 몸을 순환하는 경락 체계에 영향을 미치기 때문에 전신에 영향을 준다.

　노화 현상이 보통 발로부터 시작되고, 사람이 죽으면 발부터 차가워지는 것은 심장과 거리가 먼 사지 말단 부위의 순환장애로 인한 것인바, 평소 생활에서 발을 잘 단련함으로써 심장의 기능 강화에 주안점을 두어야 할 것이다. 한의학적으로 볼 때 머리는 양기가 모이는 곳이고 발은 음기가 모이는 곳이다. 양기가 모이면 열이 나고, 음기가 모이면 차갑게 된다. 더운 공기는 아래로 내려오고 찬 공기는 위로 올라가는 공기의 대류 현상처럼 머리는 차게 하고 발은 따뜻하게 하면 기혈의 순환이 잘되어 건강하게 된다. 실제로 발이 차가운 여성의 경우에는 소화장애나 불임이 쉽게 발생한다. 이처럼 건강한 발은 건강한 몸을 만드는 출발점이라고 할 수 있다.

2. 발을 자극하면 고혈압을 치료할 수 있다

발은 심장에서 제일 멀리 떨어져 있다. 인체에서 가장 긴 동맥은 발로 가는 동맥이다. 발로 내려간 혈액은 정맥을 통해서 심장으로 복귀해야 한다. 발에 내려온 동맥은 아주 작은 혈관을 통해 다시 심장으로 올라오게 된다. 이때 작은 미세혈관에 문제가 생기면 혈액순환에 문제가 발생한다. 이때 심장은 원활한 혈액순환을 위해 혈압을 높이게 된다. 이때 고혈압이 된다. 이를 말초혈관 저항으로 발생하는 고혈압이라고 한다.

다시 말해 발가락과 발의 혈액순환이 혈압에 영향을 미치기 때문에 그 부위의 혈액순환이 잘되게 한다면 혈압을 조절할 수 있다. 꽉 끼는 신발이나 양말 때문에 혈액순환에 방해를 받으면 혈압이 올라갈 수 있다. 종일 양말 한 번 벗지 않고, 발을 구두 속에 둔다면 발의 말초혈관의 혈액순환이 지장받을 것이 뻔하다.

발의 말단에까지 혈액순환이 잘되게 하면 고혈압을 방지할 수 있다. 혈액순환에 장애를 주는 요인들을 먼저 제거한다. 편안한 신발, 너무 조이지 않는 양말을 선택한다. 휴식시간에 발을 신발에서 잠시라도 해방시킨다. 그리고 혈액순환을 촉진하는 방법을 생각해 본다. 먼저 발을 따뜻하게 하면 혈압을 낮출 수 있다. 그래서 권하는 것이 족욕이다. 족욕은 발을 따뜻한 물에 일정 시간 담그는 것으로 머리는 차게, 발은 따뜻하게 하는 두한족열(頭寒足熱) 건강법이다. 족욕만 따로 하기 어려우면 샤워할 때 세숫대야에 발을 담그면서 하는 것도 한 방법이다.

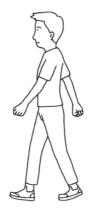

한 시간 정도 걷는 것만으로
혈압을 낮출 수 있다.

두 번째는 걷는 것이다. 걸을 때 지면에 닿는 발바닥 자극이 말초 혈액 순환장애를 극복할 수 있다. 한 시간 정도 걸으면 혈압이 떨어진다. 고혈압을 극복하기 위해서는 걷기를 생활화해야 한다.

세 번째는 발 건강법의 실천이다. 발을 주무르고 만져 주는 자극이 고혈압을 방지하고, 혈압을 낮추는 데 도움이 된다. 고혈압이라고 무조건 약을 복용하는 것으로는 문제가 해결되지 않는다. 고혈압이 이미 진행중이라도 발 건강법은 관리 차원에서 도움이 된다.

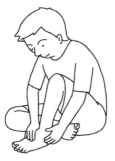

발을 주무르고 만져 주는
자극이 고혈압을 방지한다.

3. 건강한 발을 망치는 주범들

많이 걷거나 무리를 하면 발 건강을 망치게 된다. 조금 걸었다고 해서 아프다면 무언가 문제가 있는 것이다. 무리했거나 신발 등에 문제가 있을 것이다. 증상의 원인을 찾아 제거해 주어야 한다.

볼이 좁거나 굽이 높은 구두을 오래 신으면 무지외반증이 나타날 수 있다. 무지외반증은 엄지발가락이 둘째발가락 쪽으로 휘어 발에 염증이 생기고 통증이 발생하는 질환이다. 굽이 높은 구두를 신고 오래 걸으면 발이 아프고 피로감을 느끼는데 증상이 심해지면 무지외반증으로 굳어져 조금 걷는 것조차 힘들어진다. 이 증상들이 오래 가면 엄지발가락은 기능을 못하고 나머지 발가락들이 상대적으로 많은 일을 하게 되어, 다른 발가락에서도 통증이나 변형 등의 문제를 일으킬 수 있다.

꽉 끼는 양말이나 대님도 발 건강에 영향을 줄 수 있다. 양말 중에서도 꽉 졸라매는 제품이 있다. 이러한 양말은 혈관을 압박하여 순환에 장애를 준다. 결국 발이 종일 신발과 양말 속에서 억눌려 지낸다면 발 건강을 망치게 된다. 기회가 될 때마다 신발 속에 갇혀 있는 발을 꺼내 이완시켜 주는 것이 발 건강을 위한 기본 행동 요령이다.

정상인 발은 오무(五無)라고 하여 다섯 가지가 없어야 한다. 첫째, 통증이 없어야 한다. 발은 걸으라고 만들어진 몸의 부분이다. 좀 걸었다고 해서 아프다면 그것은 정상이 아니다. 아픈 발은 무조건 '잘

못된 발'이다. 둘째, 변형이 없어야 한다. 발목과 발가락을 굽혔다 펴는 데 불편함이 없고 발 관절 움직임이 자연스럽고 간편해야 한다. 셋째, 발이 붓지 않아야 한다. 넷째, 시리거나 찬 증상이 없이 발바닥의 색깔이 혈색 좋은 분홍빛을 띠고 따뜻해야 한다. 다섯째, 각질이나 티눈이 없어야 한다.

4. 발가락과 경락

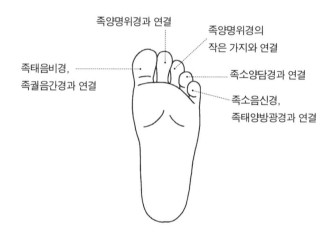

발에는 각각 3개씩의 족삼음경과 족삼양경의 경락이 연결되어 있다. 발가락에 연결된 경락을 보면 엄지발가락에서는 족태음비경과 족궐음간경의 두 개 경락과 연결되어 있다. 엄지발가락은 다섯 발가락 중에서도 그 비중이 절반 이상으로 크다. 엄지발가락이 없으면 몸을 지탱하는 데 지장을 제일 많이 받는다. 엄지발가락에는 여섯 개의 경락 중에 두 개가 연결되어 있다.

족궐음간경이 잘 발달한 사람은 성격이 호방하고 시원시원하다. 간 경락이 지나치게 실하면 잘난 체 하고 허풍이 심하거나 거만하게 된다. 족태음비경이 실한 사람은 음식도 가리지 않고 섭취하고 소화력도 좋다. 성격도 좋아서 다양한 사람을 두루 포용한다.

둘째 발가락은 족양명위경에 연결되어 있다. 엄지발가락에 있는 족태음비경에서 연결된다. 족태음비경이 배부름의 경락이라면 족양명위경은 배고픔의 경락이라고 한다.

셋째 발가락은 직접적인 연결은 없고, 족양명위경의 작은 가지로 연결되어 있다.

넷째 발가락은 족소양담경과 연결되어 있다. 족소양담경은 분노와 대담성의 상징이다. "대담하다" "담력이 세다" "쓸개 빠진 놈" 등이 족소양담경의 역할을 나타낸다. 불의에 분노하여 대항할 수 있는 의로운 마음과 혁명 의지가 건강한 족소양담경의 기운이다.

새끼발가락은 족소음신경과 족태양방광경에 연결되어 있다. 족소음신경은 신장의 불기운과 소음의 물기운이 복합되어 있다. 공포와 정열이 복합되어 있고, 성을 주관한다. 족태양방광경은 족대양방광경이라고도 하는데, 대양처럼 차고, 물기가 많으며, 짠 성질을 지녔기 때문이다. 감정상으로 긴장과 공포에 해당한다.

5. 땅의 기운을 받아들이는 용천혈(勇泉穴)

용천혈(湧泉穴)이란 '생명의 샘이 솟아나는 혈'이라는 말이다. 이 혈을 자극하면 정력이 높아지고 노쇠를 예방하며 혈압을 떨어지게 한다. 용천혈은 발가락을 제외하고 발바닥 길이를 3등분 한 앞 3분의 1 부위의 중심, 즉 발가락을 안쪽으로 구부리면 발바닥이 얕게 들어가는 곳에 있다. 발가락을 오므렸을 때, 발바닥에 사람 인(人)자 모양이 생기는 곳이 용천혈(湧泉穴)이다. 십이경락 중에 족소음신경에 배속된 경혈이다.

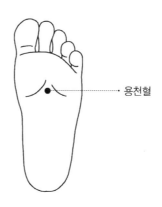

용천혈

족소음신경에 속해 있는 경혈이기 때문에 정력과도 관계가 있다. 첫날밤을 치르기 전에 신랑을 매달고 용천혈을 때리는 풍습은 족소음신경에 배속된 부위이기 때문이다. 용천혈은 생명이 솟아나는 혈로서, 정력이 좋아지고, 피로 해소를 돕고 노화를 방지한다고 한다.

또한 고혈압, 중풍, 두통, 하지마비, 불면 등에 효과가 있으며, 정신을 편안하게 안정시켜 준다.

용천혈은 땅의 기운을 받아들이는 곳이기 때문에 '지문(地門)'이라고 한다. 인체에는 대자연인 우주와 교류하기 위해서 기가 드나드는 문이 있다. 세 가지 문이 있는데, 그중에 한 문이 용천혈이다. 천지인 삼재사상으로 생겨난 개념인데, 하늘의 기는 머리 꼭대기에 있는 백회혈에서 받는다. 그래서 백회혈은 천문(天門)이라고 한다. 사람의 기는 손바닥 가운데 노궁혈이라는 곳에서 받는데, 그것을 인문(人門)이라 한다. 땅의 기운을 받아들이는 용천혈은 발 건강의 중심 부위라고 할 수 있다.

6. 발을 건강하게 하는 건강법

1) 발목 돌리기

- 앉은 자세에서 왼발을 오른발에 올려놓는다.
- 왼쪽 발목을 왼손으로 잡고, 오른손으로 발목을 돌린다. 12회 반복한다.
- 다음 반대로 오른쪽 발목을 돌린다. 12회 반복한다.
- 그다음, 발가락 전체를 반대편 손으로 움켜쥐고 밑으로 누른다.
- 이어서 반대로 위쪽으로 제쳐 누른다.

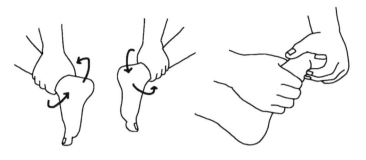

왼쪽 발목을 왼손으로 잡고, 오른손으로 발목을 돌린다.

발가락 전체를 반대편 손으로 움켜쥐고 밑으로 누른다.

2) 발 문지르기

발등과 발바닥 전체를 골고루 반대편 손으로 만져 준다. 횟수는 상관없고 발이 따뜻해질 때까지 문질러 준다.

3) 발가락 만져 주기

반대편 엄지와 검지로 발가락 하나씩 쥐고 비틀고 만져 준다. 발가락 하나에 세 번씩 해 준다. 하나, 둘, 셋을 세면서 하면 좋다.

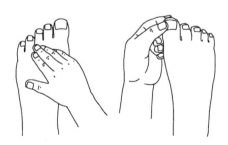

4) 용천혈 두드리기

반대편 주먹으로 용천혈을 때려 준다. 72회를 시행한다. 하나씩 수를 헤아려 나가기가 쉽지 않으므로 열 번씩 끊어 헤아린다. "하나에서 열"까지, 그리고 "하나, 둘"이 12회 한 세트이다. 이렇게 6세트를 헤아리면 72회를 하게 된다.

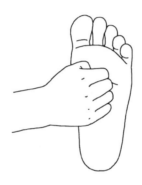

| 제8장 |
척추 건강법

1. 척추는 우리 몸의 중추, 뇌와 같은 중추신경

우리 몸에는 200개가 넘는 관절이 있으며, 여러 가지 관절 중에서 가장 중요한 관절은 척추관절이다. 척추는 우리 몸을 떠받치는 기둥과 같다. 그러나 척추는 단순한 기둥이 아니다. 척추가 건강하지 못하면 전신이 비뚤어진다. 척추가 건강해야 건강을 유지할 수 있다.

척추는 뇌와 같은 중추신경계의 일부이다. 머리를 빼고는 온몸이 척추를 통해서 지배를 받는다. 두뇌 아래에 있는 모든 기관은 척추를 통해서 나오는 신경으로 조절된다. 그래서 척추를 바로 잡는 것만으로도 많은 병을 고칠 수가 있다. 반대로 척추에 장애가 있으면 여러 가지 질병이 온다. 척추는 단지 몸을 지탱하는 구조물이 아니고, 뇌와 똑같은 중추신경이다. 척추 관절에서 나오는 신경은 척추관절이 건강할 때 정상적으로 작동한다.

척추관절을 살펴보면, 추골이라는 뼈와 디스크라고 불리는 추간

판이 차곡차곡 쌓여 있는 구조로 되어 있다. 추골 사이에는 추간 소공이라는 작은 구멍이 있는데, 이 구멍을 통해서 척추신경이 나온다. 척추신경은 척추소공을 통해 척추 바깥으로 나가서 최종 목적지인 기관이나 조직에 도달해서 기능을 수행한다. 척추 속의 신경다발은 척수액에 둘러싸여 보호를 받는다.

척추신경이 정상적으로 작동하려면 척추관절이 건강해야 한다. 척추관절은 추골이 차곡차곡 쌓여 있어 다른 관절과는 다른 특성이 있다. 척추의 모양과 기능을 유지하는 것은 척추를 둘러싸고 있는 척추근육들이다. 이 근육이 중요하다. 이 근육들을 잘 유지하면 척추는 건강하게 된다. 우리가 발을 헛디뎌 척추에 부담을 주었을 때, 척추근육이 건강하면 척추가 다치는 것을 피할 수 있다.

교통사고와 같은 외부 손상으로 척추를 다치면 다친 위치의 신경에 장애를 주게 된다. 장애의 정도에 따라서 마비와 같은 증상도 나타날 수 있다. 척추관절 장애는 곧 우리 몸에 장애를 가져올 수 있다. 척추는 우리 몸의 중추이며, 뇌와 같은 중추신경이다.

2. 건강한 척추는 건강한 몸이다

나이가 들면 걸음걸이가 달라진다. 젊을 때는 씩씩하게 걷던 걸음이 느슨해지고, 보폭이 줄어든다. 피츠버그 대학의 스테파니 스투덴

스키 교수는 75세 노인 중 걸음이 가장 빠른 남성의 10년 생존율은 87%인 데 비해 가장 느린 남성은 19%라고 밝혔다. 특히 같은 연령대 여성 중 걸음이 가장 빠른 여성의 생존율은 91%, 가장 느린 여성의 경우 35%로 나타났다. 스투텐스키 박사는 사람의 걸음 속도는 많은 신체 기관의 능력과 기능을 보여 주는 것이라고 말했다. 척추가 건강하면 자세가 바르게 되고, 걸음걸이도 개선된다.

나이가 들면 얼굴에 주름이 생기듯 척추도 겉으로는 보이지 않지만 20대 중반부터 노화가 시작된다. 여기에 잘못된 습관이 더해지면 척추는 더 빨리 노화되어 40대에도 척추질환이 발생할 수 있다. 척추의 노화는 추간원판의 유연성이 떨어지고, 척추뼈의 조직이 약해지며, 척추와 복부 주위의 근육들이 약해지는 것이다. 노화가 진행됨에 따라 다양한 척추질환이 나타나는데, 이러한 질환은 극심한 통증을 유발하고 거동을 불편하게 하여 삶의 질을 떨어뜨린다. 건강한 척추를 유지하려면 추간원판이 유연해야 하고, 척추뼈를 강화해야 한다. 척추와 복부 주위 근육이 줄어들지 않도록 하는 것도 척추의 노화를 예방하는 방법이다.

척추 노화로 인한 질환은 퇴행성 디스크질환, 척추관협착증, 압박골절 등이다. 이를 노인성 척추질환이라고 하는데, 예방하기 위해서는 서 있거나 앉아 있을 때 늘 바른 자세를 유지해야 한다. 허리를 장시간 구부린 채 작업하는 것은 삼가야 하며, 무거운 물건을 들어올려야 할 때는 반드시 물건을 몸에 밀착시켜서 들어올려야 허리 부담을 줄일 수 있다. 그리고 허리를 지탱해 주는 근육과 인대를 튼튼하게 만들어 주는 걷기, 달리기, 수영, 자전거 타기 등의 운동을 게을리하지 말아야 한다.

이러한 운동에 더하여, 내 몸에 직접 행하는 내 몸 건강법도 척추 건강에 중요하다. 척추 건강을 위해서 윗몸 일으키기, 앉았다 일어서기, 팔 굽혀 펴기, 목 돌리기 등이 도움이 된다.

3. 척추 경락, 독맥

우리 몸 경락 체계는 십이정경과 기경팔맥으로 되어 있다. 십이경락은 오장육부와 연결되는 간선 격으로 주 경락 체제이며, 이에 보조적인 역할을 하는 것이 기경팔맥이다. 십이정경에는 일정한 운행 순서가 있으나, 기경팔맥에는 그러한 운행 순서가 없다. 또한 오수혈과 같은 혈도 없으며, 각 경맥의 표리관계도 없다. 이러한 성격 때문에 기경(奇經)이라고 이름이 붙여졌다.

기경팔맥 중에서 가장 중요한 것이 후면 정중앙을 척추를 따라서 순행하는 독맥과 전면 정중앙을 순행하는 임맥이다. 임맥은 음이요, 독맥은 양으로써, 임맥은 좌우 반신의 여섯 줄기 음경들을 서로 연결하면서 그 기능을 통괄하며, 독맥은 좌우 반신의 여섯 줄기 양경들을 서로 연결하면서 그 기능을 통괄한다.

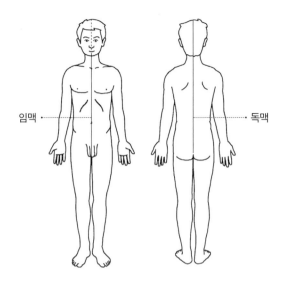

임맥 .... 독맥

임맥(任脈)은 맡길 임(任) 자를 쓰는데, 내 몸 스스로 알아서 움직이도록 모든 것을 맡겼다는 뜻이다. 반면에 독맥(督脈)은 감독할 독(督) 자를 써서, 임의로 감독할 때마다 뛰는 맥이란 뜻이다. 임맥(任脈)은 인체의 전면에 있는 식도, 위, 장을 따라 흐르고, 독맥(督脈)은 후면에 있는 정중앙 척추를 타고 흐른다. 임맥(任脈)의 흐름은 자율신경계로 생각과 관계없이 일어나는 것이다. 이에 반해서 독맥(督脈)은 감독하는 맥(脈)으로 뇌척수 척추를 따라 흐르는 척추경락이다. 중추신경계와 관련이 있으며, 내 몸을 지키는 경락이다.

독맥은 머리와 목, 등 뒤의 정중앙을 위아래로 운행하며, 여섯 개의 양경맥(陽經脈)과 대추(大椎)에서 만난다. 독맥은 이러한 양경맥을 조정, 감독하여 우리 몸의 생리 활동을 조절해 준다. 독맥은 척추 맨 아래 꼬리뼈인 미려골(尾閭骨) 끝 장강혈(長强穴) 아래의 회음부(會陰部)에서 시작하여, 척추를 따라 후두부의 풍부혈(風府穴)에 이르고, 그 기운은 뇌로 들어간다. 회음부에서 시작한 독맥은 코와 입을 연결하는 선인 비순구(鼻脣溝) 인중혈(人中穴)에 이른다.

『소문(素問)』골공론(骨空論)에서는 독맥에 병변이 발생하면 척추와 등[脊背]이 뻣뻣해지면서 활처럼 휘어진다. 남자의 경우 하복부에서 위로 심장 부위까지 통증이 오고 대소변이 잘 나오지 않는데, 이를 충산(衝疝)이라 한다. 여자의 경우 불임증이 발생하고 소변 불리, 치질, 유뇨, 인후 건조 등의 증상이 나타난다고 하였다.

독맥은 척추이므로 세워서 받치는 힘이 상대적으로 강하다. 뻣뻣한 기질이 있다. 반면에 임맥은 가슴과 포용, 그리고 덕을 상징한다. 콧수염은 인중혈(人中穴) 주변의 털을 기르는 것인데, 독맥의 기능과 연관이 있다. 독재자 히틀러나 희극배우인 찰리 채플린의 콧수염에서 남성적인 권위와 카리스마가 느껴진다. 콧수염을 기르는 것은 독맥의 기운을 빌리려는 의도가 숨어 있다. 반면에 임맥과 연관되는 턱수염을 기른 사람은 유순해 보이며, 여성적인 이미지까지 느껴지기도 한다.

우리 몸은 정중앙 전면에 임맥이, 후면에 독맥이 좌우를 가르고 있다. 임맥과 독맥은 각각 아랫입술과 윗입술에서 만난다. 입을 다물면 임맥과 독맥이 교합하는 것이 된다. 윗니와 아랫니를 부딪치는 고치법(叩齒法)은 임맥과 독맥을 부딪쳐 주는 것이다. 독맥과 임맥은 각기 그 기능이 다르다. 독맥은 임맥이 보강되어야 창조와 생산을 할 수 있고, 임맥은 독맥이 보강되어야 뒷심과 기준을 잡을 수 있다. 상보적인 관계다. 임맥과 독맥이 뚫려야만 신명이 생긴다. 단전 밑바닥에서부터 뜨거운 기운이 올라오는 것이다. 이러한 임맥과 독맥의 흐름을 조정하면 새로운 건강법을 실감할 수 있다.

4. 소주천(小周天)

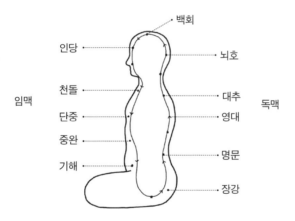

주천(周天)이란 지구를 포함한 별들이 우주를 도는 궤도로서, 별들의 운행에 빗대어 인체 내의 기운의 움직임을 설명한 것이다. 도는 궤도의 크기에 따라 소주천(小周天)과 대주천(大周天)으로 구분된다. 소주천은 임맥과 독맥을 서로 통하게 하는 이른바 임독 유통을 말한다. 수행을 통해서 단전에 모인 기를 항문 쪽으로 내리고, 다시 뒤로 돌려서 등골에 있는 독맥까지 올린 다음, 머리 위의 백회를 지나 몸의 앞면 정중선(正中線)에 있는 임맥으로 끌어내려 다시 단전으로 돌아가게 하는 것을 말한다.

소주천을 달리 표현한 것이 임독자개(任督自開)인데, 임맥과 독맥이 스스로 열린다는 뜻이다. 단전에 축적된 진기(眞氣)를 임독맥에 순환시키는 수련법을 임독자개라고 한다. 소주천, 대주천은 중국에서 주로 사용하는 개념이며, 임독자개는 우리나라에서 많이 사용하는 개념이다.

소주천은 척추경락이 임맥과 독맥을 연결하는 것이다. 단전에서 축적된 진기를 임독맥을 통해서 순환하는 수련법이다. 수련을 통해서 진기가 단전에 자리 잡고, 진기를 임독맥을 통해서 유통하는 것이다. 단전에서 출발한 기가 임맥과 독맥을 통하여 하단전, 중단전, 상단전을 하나로 연결하는 것을 소주천이라고 한다.

임독맥이 열리면 음양 에너지의 순환이 원활해져서 건강과 젊음을 회복하게 된다. 기억력도 증진되고 정신력도 향상된다. 혈색이 좋아지고, 몸매도 아름다워질 수 있다. 임독맥의 에너지 수용 능력이 향상되어 치유 에너지가 배양된다.

소주천이 유통되어 진기의 순환이 이루어지면 백맥(百脈)이 스스로 열리고, 몸과 마음이 안정되며, 기의 세계를 새롭게 체험할 수 있다. 소주천을 이루면 강력한 순환의 힘으로 음기나 탁기가 몸 밖으로

강하게 배출되며, 외부의 청기(淸氣)도 그 전과는 비교할 수 없을 정도로 많이 들어온다. 정(精), 기(氣), 신(神)이 다 같이 강화되므로 정신적, 육체적 능력이 향상된다.

소주천을 돌리면 무아의 경지인 삼매(三昧)에 들 수 있다. 실제적인 성명쌍수(性命雙修)가 여기서부터 시작된다. 새로운 기의 세계가 열리게 된다. 삶과 죽음의 해답까지 찾을 수 있다는 주장도 있다. 그러나 소주천은 수행의 목적이 아니고 수행의 좋은 방편으로 이해해야 한다. 소주천을 통해서 건강한 몸과 마음을 다스리는 훌륭한 수련법인 것이다.

5. 배가 나오면 척추가 늙은 것이다

배가 나온 것과 척추는 별로 상관이 없는 것으로 생각하기 쉽다. 복부가 비만한 것은 복부에 지방이 과도하게 축적되어 있다는 것이다. 이렇게 되면 몸의 무게 중심이 앞으로 쏠리고, 척추관절에 압박을 주게 된다. 척추만곡에도 영향을 주며, 엉덩이나 허벅지, 무릎에도 통증이 발생할 수 있다.

복부 비만은 고혈압과 당뇨병의 발병률을 높이는 인자로 알려져 있다. 복부에 과다하게 축적된 내장지방이 우리 몸을 망가뜨린다. 고혈압과 당뇨병에서부터 각종 심혈관질환으로 이어지는 일련의 중상을 대사증후군이라고 한다. 대사증후군은 배가 나오는 것으로 시작한다. 복부의 지방으로 우리 몸이 고장 나기 시작하는 것이다.

배가 나오면 이러한 대사증후군은 물론이고 척추관절에도 영향을 미친다. 복부가 비만하면 척추관절이 지속해서 압박과 자극을 받아 척추뼈 중 가장 약한 부위가 앞으로 밀려 나간다. 이때 뼈가 어긋난 부위의 척추가 신경을 압박해 통증을 일으킬 수 있다. 그뿐만 아니라 척추만곡에도 영향을 주어서 증상을 유발할 수 있다. 배가 나왔다는 것은 단순히 외형만의 문제가 아닌, 심각한 영향이 우리 몸안에 주어지는 것이다.

나이가 들면 척추에 퇴행성 변화가 온다. 누구나 겪는 현상이지만 평소의 생활자세와 관리 방법에 따라서 척추관절 노화는 얼마든지 늦출 수 있다. 체중이 늘지 않도록 관리하는 것이 무엇보다도 중요하다. 체중 1kg이 증가하면 척추에 걸리는 하중은 5kg 늘어난다. 과체중과 비만에 해당하는 체중은 척추의 노화 속도를 높인다. 비만하면 복부에 지방이 축적되는 복부 비만을 피할 수 없게 된다. 배가 나오면 고혈압, 당뇨병, 심혈관계질환과 함께 척추관절도 노화가 가속된다. 따라서 배가 나오면 척추가 그만큼 빨리 늙어 간다.

6. 척추를 건강하게 하는 건강법

몸을 많이 쓰며 일하는 사람보다 사무실에 앉아서 일하는 사람이 더 많이 요통에 시달린다. 몸을 활발하게 움직이는 것보다 가만히 앉아서 일하는 것이 척추에는 더 좋지 않다. 기일즉체(氣逸卽滯), 즉 움직이지 않으면 기가 소통되지 않는다. 기본적으로 몸을 많이 움직이는 것이 척추 건강에는 도움이 된다.

척추를 건강하게 하기 위해서는 평소에 좋은 생활자세를 유지해야 한다. 나쁜 자세를 피하고 좋은 자세로 허리에 부담을 줄여야 한다. 또한 척추관절의 유연성을 기르고, 척추 주변 근육을 강화해야 한다. 유연성을 기르는 데는 스트레칭을 꾸준히 해 주는 것이 좋고, 척추 근육을 기르는 데는 걷기, 등산, 수영, 자전거 타기, 춤이나 무용 등이 도움이 된다. 또 과체중이나 비만이 되지 않도록 적절한 식생활과 운동을 게을리하지 말아야 한다.

이러한 노력에 척추 건강법을 더하면 금상첨화라고 할 수 있다. 척추 건강법은 척추 노화 방지를 위한 것이라 할 수 있다. 척추 노화는 척추관절의 유연성이 상실되고, 척추뼈 조직이 약해지며, 척추 주변의 근육이 약해지는 것이다. 척추 건강법은 척추관절의 유연성을 유지하고, 척추 주변의 근육들을 길러 주는 방법이다.

척추 건강법의 첫걸음은 윗몸 일으키기다. 간단하고 단순해 보이는 윗몸 일으키기는 척추관절의 유연성을 유지하고, 복부 근육을 늘려 준다. 윗몸 일으키기는 척추를 구부려 주고 펴 주는, 척추에 가장 좋은 건강법이다. 척추관절을 구부려 주고 펴 줄 때 척추에 축적된 노폐물을 배설시킬 수 있으며, 이는 퇴행성 변화를 늦추게 한다. 또한 척추 주변의 근육들을 강화해 주기 때문에 척추가 다치는 것을 예방할 수 있다. 우선 양손을 깍지 끼어 머리 뒤에 댄다. 발에는 베개를 놓든가 무거운 물건 아래로 발을 넣는다. 윗몸을 일으켜 얼굴이 구부린 무릎에 닿도록 한다. 처음에 할 수 있는 만큼 하는 데서 시작해서 점차 늘려 나간다.

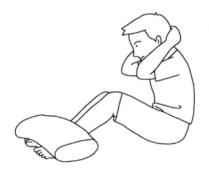

윗몸 일으키기

윗몸 일으키기와 함께 해야 하는 척추 건강법은 앉았다 일어서기다. 앉았다 일어서기는 살아가는 데 가장 기본적인 동작이다. 넓적다리 근육을 강화해 주기도 하지만 허리 주변의 근육 강화에도 특별히 효과가 있다. 하체가 튼튼해지면 척추 건강에 도움이 되기 때문에 앉았다 일어서기는 윗몸 일으키기와 함께 척추 건강법으로 가장 중요하다. 앉았다 일어서기는 쪼그려 앉았다가 일어서는 동작을 반복하는 것이다. 이 동작이 힘들다면 처음에는 의자를 손으로 잡고 시작한다. 하루에 50회 정도를 하는 것이 좋은데, 처음부터 이러한 목표를 세우지 않는 것이 좋다. 처음에는 할 수 있는 만큼 시작해서 점차늘려 나간다. 다음날 다리가 뻐근하거나 힘들어도 며칠을 계속 하면익숙해지고 힘이 붙는 것이 느껴진다.

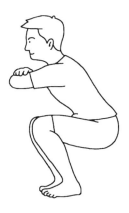

앉았다 일어서기

윗몸 일으키기, 앉았다 일어서기와 함께 목돌리기, 팔굽혀펴기 등도 척추에 도움을 주는 척추 건강법이다.

척추를 건강하게 하는 생활자세

- 척추 건강을 해치는 자세

① 다리 꼬고 앉기

② 쪼그리고 앉이 빨래하기

③ 의자에 앉을 때 비스듬하거나 구부정한 자세로 앉기

④ 잠잘 때 높은 베개 사용하기

⑤ 오랫동안 머리를 앞으로 내밀고 있기 - 컴퓨터나 핸드폰

⑥ 바닥에 신문 놓고 보기

- 척추 건강을 살리는 바른 자세

① 서 있을 때는 허리를 바로 세우고 가슴은 편다. 턱을 당겨서 바르게 선다.

② 오래 서 있을 때는 한쪽 발을 앞으로 내밀고 무릎을 살짝 구부린다.

③ 의자에 앉을 때는 허리를 곧게 펴고 엉덩이를 의자 깊숙이 넣고, 허리와

  등을 등받이에 대어 체중을 분산한다.

| 제9장 |

정신 건강법

1. 정신과 몸은 하나다

노자『도덕경』에서는 "도(道)는 일(一)을 낳고, 일(一)은 이(二)를 낳고, 이(二)는 삼(三)을 낳고, 삼(三)은 만물을 낳는다."라고 해서 만물은 무[道]에서 나온 것이라 했다. 또한 "신(神)을 기르면 죽지 않는다. 이것을 현빈(玄牝)이라 한다. 현빈의 문은 천지의 뿌리다. 면면히 이어지는 것처럼 힘써 행하라."고 해서 신(神)을 기르는 양신(養神)을 정신 건강법으로 제시하였다.

서양의 데카르트는 사람의 몸을 정신과 육체로 나누어 각각 별개로 인식하였다. 반면에 동양에서는 정신과 육체를 하나로 인식한다. 그러므로 몸을 튼튼하게 하면 정신도 함께 건강해질 수 있다. 몸을 닦는 것은 곧 정신을 수양하는 것이다. 내 몸 건강법은 내 몸을 스스로 사랑하고 닦아서 정신 건강도 얻는 길이다. 정신과 몸은 별개가 아닌 하나이기 때문이다.

인류는 우리 몸이 무엇으로 이루어져 있는지에 관해 오늘날까지 탐구하고 있다. 분자, 원자 수준까지 분석하였지만 소립자 수준의 미시적인 부분에서는 아직 밝히지 못한 부분이 있다. 미시적인 소립자 수준에 가면, 거시적으로 적용되었던 법칙들이 허무하게 무너져 버린다. 양자역학의 신세계가 새롭게 열린다.

물질의 최종 단위로 알고 있었던 원자 구조를 보면 양성자와 중성자로 구성된 핵은 원자에서 차지하는 비중이 너무나 작다. 예를 들어 상암월드컵경기장을 원자로 볼 때, 원자핵은 축구공 정도의 크기라는 것이다. 또한 원자핵을 돌고 있는 전자는 관중이 뿜어내는 비눗방울 정도의 크기라고 한다. 원자의 대부분은 텅 비어 있는 것으로 원자 구조를 분석한다. 이 텅 빈 곳은 무엇인가? 바로 기가 꽉 차 있는 것으로 생각하면 된다. 기는 눈에 보이지 않고 보통은 감지할 수도 없지만 환경 여건에 따라 물질로도 바뀔 수 있다. 이것을 에너지가 질량으로 변화되는 것으로 설명하기도 한다.

정신활동을 연구하는 학자들은 뇌에서 정신의 존재를 찾으려고 한다. 감정에 따라 변화되는 뇌 영역에서 정신을 찾으려고 하지만, 이는 정신이란 몸과 함께하는 존재라는 사실을 망각한 것이다. 세포 하나에도 정신이 있으며, 미시적인 소립자 역시 마찬가지다. 뇌가 없는 식물도 계절의 변화를 다 알고, 때가 되면 씨를 발아시켜 싹을 틔운다. 말 못하는 식물도 음악을 들으면 성장이 촉진된다. 우리 몸의 여러 세포들도 중추신경의 통제 없이 스스로 존망을 결정하기도 한다. 뇌에 국한해서 정신활동을 규명하려는 현대 과학의 시도는 한계에 부닥칠 수밖에 없다.

마음과 몸이 하나라는 이론이 시사하는 바는 다양하고 크다. 의학 기술의 발달로 의사는 인간의 신체 모든 부분을 다 치료할 수 있다. 그러나 너무 세분되어 있어서 의사들은 자기가 치료하는 신체 부분만 치료 영역으로 본다. 환자를 마음과 몸이 함께하는 전인적인 대상으로 취급하지 않는다. 아직도 서양의학의 치료는 심신이원론으로 정신과 독립된 부분으로 신체를 취급하고, 나머지 분과에서는 마음, 즉 정신과는 동떨어진 진료를 하고 있다. 최근 들어 겨우 심리 요법에 대한 관심과 일부 도입이 이루어지고 있으나 갈 길이 멀다.

심신일원론은 환자를 마음을 가진 인간으로 보고 그의 병 치료는 인간적으로 해야 한다고 역설한다. 몸과 마음은 별개가 아니다. 몸을 단련하는 것은 정신까지 단련하는 것이다. 내 몸 건강법은 이러한 심신일원론을 바탕으로 한다.

2. 스트레스란 무엇인가?

스트레스는 신체에 가해진 외부 자극에 대한 일반적이고 비특정적인 반응이다. 물리학에서는 '물체에 가해지는 물리적 힘'을 의미하는 용어로 사용되었고, 의학에 적용되면서 개체에 부담을 주는 육체적, 정신적 자극이나, 이러한 자극에 생체가 나타내는 반응을 의미하게 되었다.

스트레스라는 단어는 라틴어 'strictus'와 'stringere'에서 유래하였다. strictus는 '팽팽한' 혹은 '좁은'의 의미이며, stringere는 '팽팽하다'는 의미이다. 그 후 스트레스는 역경, 고난, 어려움 따위를 지칭하게 되었고, 17세기에 이르러 물리학에서 '고형물체가 외부의 힘에 압도되어 물체표면의 연속성을 잃게 된 상태'를 가리키는 단어로 쓰였다. 20세기에 이르러 캐나다의 생리학자 셀리에(Selye)가 의학에 적용시키면서 일반인들이 널리 사용하는 단어가 되었다.

우리 몸에는 외부로부터 오는 자극에 대응하기 위해 자신을 변화시키는 작용이 있고, 그 변화는 자극의 내용을 불문하고 항상 일정하다. 이와 같은 사실에 기초하여 셀리에는 '일반적응증후(General Adaptation Syndrome, GAS)'라는 개념을 발표했다. 스트레스를 경험하면 우리의 신체는 생리적으로 원래의 상태로 되돌아가기 위하여 스트레스와 맞서거나 도망치거나 한다. 다시 말하면 스트레스는 스트레스 요인에 대처하여 평온한 상태(homeostasis)를 유지하기 위한 생리 반응, 즉 '전투 아니면 도피(fight or flight)' 반응의 과정이다.

심리학에서 스트레스는 그 요인에 대항하기 위한 심신의 변화 과정을 뜻한다. 스트레스 요인에 의하여 몸에 일어나는 반응은 외부로부터 위협이나 도전을 받을 때 몸을 보호하기 위한 것이다. 외부로부터 스트레스를 받으면 긴장, 흥분, 각성 또는 불안과 같은 생리 반응이 일어나는데, 이러한 외부의 압력을 스트레스 요인 또는 스트레스원(stressor)이라 하고, 원상태로 되돌아가려는 반작용을 스트레스(stress)라고 한다.

우리는 스트레스원과 스트레스를 혼동해서 사용한다. 예를 들어 엄마가 자녀에게 "너는 내게 스트레스야!"라고 할 때는 '스트레스'가 아니라 '스트레스원'이라고 해야 맞다. 스트레스원(stressor)은 환경적 요구와 이러한 요구에 접하는 개인 또는 가족원의 능력 사이에서 느껴지는 불균형 상태의 원인이라고 정의할 수 있으며, 스트레스는 스트레스원으로 인한 적응 요구가 개인 또는 가족에 크게 부담을 줄 때 일어나는 긴장 상태라고 정의할 수 있다.

스트레스가 너무 높으면 불안을 일으키고, 이러한 불안은 신체에도 부정적인 영향을 미친다. 적당한 스트레스는 우리 몸에 긍정적인 역할도 하지만, 지나친 스트레스는 직접적인 영향을 주기 때문에 스트레스는 항상 적당한 수준을 유지해야 한다.

미국의 심리학자 라자러스(Lazarus)는 "같은 스트레스 요인이라고 할지라도 받아들이는 사람에 따라 긍정적 스트레스로 작용하느냐, 부정적 스트레스로 작용하느냐가 달라질 수 있다."고 보고하였다. 스트레스 요인이 발생하면 먼저 그것이 얼마나 위협적인가 또는 도전해 볼 만하냐 하는 일차 평가가 일어난다. 위협적이라고 평가한 경우라면 위협에 따른 부정적인 감정을 처리하기 위한 다양한 대처를 고려하는 다음 단계로 나아간다. 따라서 스트레스 상황을 부정적으로 받아들이면 결국 질병으로 진행하지만, 긍정적으로 받아들이면 생산적이고 행복해질 수 있다. 긍정적 스트레스의 경우 생활의 윤활유로 작용하여 자신감을 심어 주고 일의 생산성과 창의력을 높여 주는 계기가 된다는 점에서 스트레스는 무조건 나쁜 것은 아니다.

3. 스트레스의 원인

스트레스는 중요한 도전을 앞두고 있거나, 누군가 나의 능력에 의문을 제기할 때와 같이 위협에 처했을 때 경험하는 감정상태이다. 스트레스는 자신의 요구와 주변 환경과의 균형이 맞지 않을 때 발생할 가능성이 크기 때문에 자신과 환경 간의 특별한 상호작용을 통해서 나타나는 것이 보통이다. 일상생활에서 필연적으로 도전이나 위협이 발생하므로 스트레스는 누구나 받는다. 그러나 사람에 따라 차이가 있는 것은 스트레스에 노출되는 상황이 다르고, 스트레스로 지각하는 사건에 반응하는 양상이 과거 경험과 현재의 나(주체)의 상황에 따라 다르게 나타나기 때문이다.

스트레스의 증상은 개인마다 다르다. 심장이 두근거리고 무기력해지거나 땀을 흘리는 신체 증후를 나타내기도 하고, 충격을 받아 몽롱하고 우울하고 화를 내는 등의 정신 증후를 나타내기도 한다.

우리 몸에 스트레스 상태를 일으키는 작용인자로서 스트레스를 일으키는 원인을 다음과 같이 나누어 볼 수 있다.

1) 외부적 원인

(1) 물리적 자극 : 한랭작업, 서열작업, 해저작업, 기후, 방사선, 화상, 동상, 소음, 진동, 전기쇼크 등

(2) 화학적 자극 : 산소의 결핍 또는 과잉, 일산화탄소, 절식 혹은 기아, 음식물의 과잉, 약물(포도당, 아스피린, 알코올, 페니실린 등) 등

(3) 생물학적 자극 : 세균, 급성전염병(의 감염), 해충, 기생충 등에 의해 체내에서 산출되는 독소 등

2) 내부적 원인

(1) 정신적 자극 : 대인관계의 곤란에서 생기는 상해의 축적 및 타인의 언동 등에 의한 정서적·정신적 자극(노여움, 초조, 불안, 공포, 증오, 긴장 등) 등

(2) 신체 피로적 자극 : 전근, 야근, 심야의 공부, 불규칙한 식사 등 생체의 리듬이 흐트러져서 생기는 상해 등

(3) 성격 요인 : 우리는 스트레스원에 둘러싸여 생활한다고 해도 과언이 아니다. 그러나 스트레스를 받는다고 해서 모든 사람이 똑같이 문제를 일으키는 것은 아니다. 어떤 사람은 적은 스트레스에도 쉽게 반응을 보이고, 어떤 사람은 오히려 스트레스를 즐기는 듯한 반응을 보이기도 한다. 이는 사람마다 스트레스를 받아들이고 해석하고 처

리하는 방식이 다르기 때문이다. 스트레스를 적절히 다루는 능력과 기술을 가진 사람은 스트레스를 오히려 자신의 성장과 발전의 계기로 활용한다. 그러나 대부분은 스트레스로 인해 고통을 받고 있다. 스트레스로 인한 문제는 스트레스원 자체 때문이 아니라 그에 반응하는 나의 태도 때문이라는 것을 알면 해소의 길을 찾을 수 있다.

4. 교감 신경과 부교감 신경

자율신경은 우리의 의지와 관계없이 자동으로 조절되는 신경체계를 가리킨다. 심장박동, 호흡, 위액 분비, 장의 운동(소화 흡수) 등 우리가 살아가는 데 꼭 필요한 생명현상을 연출하는 지휘자와 같은 역할을 하는 신경조직이다. 자율신경은 음식을 섭취하면 위에서 위액을 분비하고, 소화된 음식을 장으로 내려보내 소화시킨다. 장에 내려온 소화물의 영양소는 간문맥을 타고 흡수된다. 나머지 찌꺼기는 대장에서 변으로 배설된다. 소화기관의 활동은 이와 같이 우리의 의지와는 관계없이 자동으로 진행된다. 자율신경은 나 자신의 의지로 통제하는 것이 아니며, 스스로 알아서 움직인다.

심장 박동도 자율신경이 관장한다. 즉 심장 박동은 우리 의지와 관계없이 진행된다. 호흡도 마찬가지다. 간의 화학작용도 자율신경이 제어한다. 이와 같이 여러 인체 활동이 자율신경의 자동 조절로 이루어지기 때문에 비로소 우리는 생명을 유지할 수 있다. 더구나 면역기능까지도 자율신경이 담당한다. 자율신경은 생명 활동을 관장하는 신경이라고 정의할 수 있다. 따라서 질병을 이겨내는 튼튼한 몸을 만들려면 자율신경이 건강해야 한다. 어쩌면 무병장수의 비밀을 자율신경이 쥐고 있는지도 모른다.

자율신경은 교감신경과 부교감신경으로 구성되어 있다. 우리 몸은 교감신경과 부교감신경이 서로 견제, 협력하면서 내부 장기의 기능을 자동조절한다. 교감신경은 우리 몸이 에너지를 소비하여 활발하게 활동할 수 있도록 내부 장기의 움직임을 조절해 준다. 반면에 부교감신경은 에너지를 비축하면서, 우리 몸이 충분한 휴식을 취할 수 있도록 내부 장기의 기능을 조절한다.

교감신경은 낮에 활동할 때나 운동할 때 우리 몸을 지배하는 신경이다. 직장에서 일하거나 보고서를 쓸 때, 혹은 숙제를 할 때는 정신바짝 차리고 긴장해야 한다. 이때 우리 몸속의 내장 활동을 주관해서 우리가 활발한 활동을 할 수 있도록 해 주는 신경이 바로 교감신경이다. 반면에 부교감신경은 식사나 휴식할 때 우리 몸을 지배하는 신경이다. 긴장을 풀게 하고 이완과 편안함을 주는 신경이 부교감신경이다. 특히 밤이 되면 부교감신경은 활성화되어, 잠을 깊이 잘 수 있도록 해준다.

교감신경이 활성화되면 심장 박동이 빨라진다. 또 혈압이 상승하고 눈동자가 커지며, 호흡은 거칠어지고 소화기능은 떨어진다. 부교감신경이 활성화되면 심장박동은 느려지고, 혈압도 떨어지고 호흡이 가늘어진다. 졸음이 오며, 식욕이나 성욕은 증가하고, 소화기능은 촉진되어 소화액 분비가 늘어난다. 이처럼 교감신경이 활성화될 때와 부교감신경이 활성화될 때 나타나는 현상은 대체로 상반된다. 이러한 자율신경이 적절한 균형과 조화를 이룰 때 우리는 최상의 컨디션을 유지할 수 있고, 각종 질병도 이겨내는 몸이 될 수 있다. 무병장수하려면 교감신경과 부교감신경이 제대로 작동해야 한다.

오늘날 우리는 무한경쟁에 쫓기고, 긴장의 연속 속에서 과도한 스트레스를 받을 일이 많다. 이러한 생활은 자율신경의 조화와 균형을 무너뜨린다. 그 결과, 교감신경 작용은 지나치게 항진되고, 부교감신경의 작용은 떨어진다. 그것은 결국 자율신경의 부조화를 초래하여 여러 가지 이상 증상을 유발한다.

교감신경이 지나치게 항진되면, 동맥경화, 심근경색, 뇌졸중 등 혈관장애로 인한 질병을 유발하고, 심장질환 발생과도 연관된다. 부교감신경이 저하되면, 혈압이 낮고, 두통이 잘 생기고, 만성소화불량 증세가 나타나며, 생리통이 심하고 어지러운 증상도 나타난다. 특히 자율신경의 균형이 깨지면 우리 몸의 면역계는 심각한 타격을 받는다. 교감신경이 지나치게 항진돼도 면역기능이 떨어지고, 부교감신경이 지나치게 저하되어도 면역기능은 심각한 타격을 받는다. 그래서 병 없이 건강하려면 자율신경의 균형이 중요하다.

원만한 자율신경의 균형조절을 위해서는 스트레스에 적절하게 대처해야 한다. 적절한 운동도 도움이 된다. 특히 걷기는 교감신경이 항진되는 것을 예방할 수 있는 좋은 운동이다. 평소 마음을 평온하게 유지하려는 노력이 필요하다. 몸을 혹사하면 교감신경이 항진된 상태가 오래 지속된다. 진통제와 같은 약물을 남용하면 교감신경이 항진된다. 불규칙한 생활습관도 자율신경의 균형을 무너뜨리므로 규칙적인 생활을 해야 한다. 결국 자율신경의 균형조절은 생활습관이 좌우한다고 할 수 있다.

음식을 절도 있게 먹으라는 음식유절(飮食有節), 생활규칙을 일정하게 유지하라는 기거유상(起居有常), 함부로 과로하지 말라는 불망작로(不妄作勞) 양생법은 자율신경 균형조절에도 훌륭한 방법론이라고 할 수 있다.

5. 감정이 장기의 기능에 영향을 미친다

인간이 느끼는 기본 정서는 대략 행복, 슬픔, 공포, 분노, 혐오의 다섯 가지라고 생각하는 사람들이 많다. 이런 기본 정서들이 적절히 조합되어 사랑과 미움, 질투와 공감 등의 복잡하고 미묘한 감정들을 느끼게 된다고 한다.

한의학에서는 인간의 감정을 칠정(七情)으로 나눈다. 칠정(七情)은 희(喜), 노(怒), 우(憂), 사(思), 비(悲), 공(恐), 경(驚) 등으로 다음과 같이 세분화하여 설명한다.

- 희(喜) : 기뻐하면 마음이 평온해져 건강하지만 지나치면 심장을 상하게 하여 심신이 불안해진다.
- 노(怒) : 화를 내면 간이 상한다. 크게 노하면 혈액을 손상시키며 간이 열을 받는다. 쓸개에도 영향을 미친다. 양이 음을 이기는 것이니 열을 담당하는 심장에도 영향을 미치며, 음기운을 다스리는 신장에 해를 끼친다.
- 우(憂) : 침울한 상태가 지나치면 폐가 상한다. 음양오행에 따라 비장에까지 영향을 주기도 한다.
- 사(思) : 생각이 지나치게 많으면 정신력을 소모해 의지를 산란하게 한다. 생각은 비장이 주관하므로 지나친 심려는 비장을 상하게 한다.
- 비(悲) : 노함과 근심과 생각이 지나친 상태다. 슬픔이 지나치면 실신이나 통곡, 피를 토하는 증상이 나타나고, 자칫하면 생명까지 잃는 경우도 있다.
- 공(恐) : 신장과 피의 기운이 허약하면 두려움이 생긴다. 외부의 지나친 자극도 있지만 혈기가 부족하여 신장과 심신이 허약한 경우에 공포감에 압도되어 시달릴 수 있다.
- 경(驚) : 뜻밖의 비상사태를 만나 정신적으로 긴장하는 것이다. 공포는 스스로 의식하는 것이지만 놀람은 무의식적인 것으로,

심장이 허하지 않으면 잘 놀라지 않고 정신적인 혼란 또한 잘 일
으키지 않는다.

이러한 칠정(七情) 상태는 내부 장기 기능에도 영향을 미친다. 한
의학 원전『황제내경』소문(素問) '음양응상대론(陰陽應象大論)'에서
는 노상간(怒傷肝), 희상심(喜傷心), 사상비(思傷脾), 비상폐(悲傷肺),
공상신(恐傷腎)이라는 말이 보인다. "화를 내는 것은 간을, 지나친 기
쁨은 심장을, 생각이 많은 것은 비장을, 슬픈 것은 폐를, 두려움은 신
장을 상하게 한다."는 뜻이다.
　정서가 지나치게 흥분되거나 억제됨으로 인한 정신 상태의 변화
는 장부 기혈의 기능에도 영향을 미쳐 내장을 손상시키고, 각종 질환
을 유발할 수 있다.

6. 정신 건강법으로 기를 단련한다

『동의보감』에 '허심합도(虛心合道)'라는 말이 있다. 정신건강을 다
스리는 법인데, "마음을 비우면 도와 합해진다."는 뜻이다. 마음을 비
우면 자연스럽게 기가 단전에 모여 건강해진다. 마음 수련은 자연스
럽게 기가 모이게 하고, 이 기는 저축된 에너지가 된다. 마음을 가라
앉히고 스스로 안정된 모습을 하면 자연스럽게 축기(蓄氣)가 된다는

것이다. 축기가 되려면 먼저 마음을 비워야 한다.

맹자의 성선설에 따르면, 사람의 본성에는 측은지심(惻隱之心), 수오지심(羞惡之心), 사양지심(辭讓之心), 시비지심(是非之心) 등 사단의 감정이 존재한다. 측은지심은 인(仁)에서 우러나와 불쌍히 여기는 마음이고, 수오지심은 의(義)에서 우러나오는 부끄러워하는 마음이며, 사양지심은 예(禮)에서 우러나오는 사양하는 마음이고, 시비지심은 지(智)에서 우러나오는 옳고 그름을 아는 마음이다. 불쌍히 여기는 마음이 없고, 부끄러운 마음이 없으며, 사양하는 마음이 없고, 옳고 그름을 아는 마음이 없으면 제대로 된 사람이 아니라는 것이다. 맹자는 사단에서 멀어지는 마음을 수렴해야 한다는 의미로 구기방심(求其放心)을 강조했다. 스스로 품성을 다스려야 한다는 것이다.

퇴계 이황은 "모든 병의 근원은 마음에서 비롯되기 때문에 약을 쓰기 이전에 마음을 먼저 다스려야 한다."고 해서, 중화탕이라는 처방을 제시했다. 첫 덕목으로 마음의 거짓을 없애는 사무사(思無邪)를 내세워 좋은 일을 실천하고, 자신의 마음을 속이지 말라고 했다. 또한 자기의 본분을 지키며, 모든 일에 성실하게 임하라고 했다. 마음을 맑게 하는 청심(淸心), 참고 견디는 인내(忍耐), 부드럽고 순하게 하는 유순(柔順), 겸손하고 화목하는 겸화(謙和), 적당할 때 만족하는 지족(知足), 청렴하고 삼가는 렴근(廉謹), 어진 마음을 보존하는 존인(存仁), 절약하고 검소하는 절검(節儉), 치우치지 않고 중용에 머무는 처중(處中) 등은 오늘날에도 좌우명으로 삼기에 충분한 덕목들이다.

자기 마음을 속이지 말라는 막기심(莫欺心), 시기하고 샘내지 말라는 막질투(莫嫉妬), 교활하고 간사한 꾀를 내지 말라는 제교사(除狡詐) 등은 금해야 될 마음 상태이다. 살아 있는 목숨을 해치지 말며(戒殺), 분노하지 않도록 하고(戒怒), 사납게 굴지 않도록 경계하며(戒暴), 탐욕을 경계하고(戒貪), 신중히 생각하고 성실히 행동하는 신독(愼篤), 자기의 양심을 지키고 타자를 사랑하는 보애(保愛), 번뇌를 쉬고 본마음을 지키는 수정(守靜), 명리에서 물러날 때는 미련 없이 물러나는 염퇴(恬退) 등은 내 마음 다스리는 법을 구체적으로 제안한다. 특히 자신의 수명에 한계가 있음을 알라는 지명한(知命限), 대자연의 도리에 순응하라는 순천도(順天道)는 정신 건강법의 백미라고 할 수 있다.

7. 명상과 단전호흡

명상(瞑想 · 冥想)은 '무언가에 마음을 집중시키는 행위'이다. 대부분의 종교에서 명상은 수행의 핵심 방법으로 행해져 왔다. 명상은 대개 대화나 사고 작용을 최소화하고 마음을 순일하게 함으로써 정화하며, 자아와 세계를 직관적으로 통찰하기 위해 수행하고자 한다.

고대 힌두 성전인 『베다(Veda)』에도 명상법이 기술되어 있으며, 불교에서도 다양한 명상법이 깨달음을 얻는 방법으로 수행되고 있다. 불교는 오랜 역사 속에서 여러 지역으로 전파되면서 다양한 명상 방법을 발전시켜 왔다. 기독교와 이슬람에서도 신에게 가까이 가는 방법으로 명상이 수행되어 왔다.

명상은 과거에는 주로 종교적 목적으로 행해졌다. 신에게 가깝게 다가가거나 신과의 합일을 위해서, 자기 자신과 우주의 근원적인 진리를 깨닫기 위해, 자기 완성을 위해 명상을 행한 것이다. 그러나 최근에는 이러한 종교적 목적보다는 건강 증진을 위해 명상을 하는 사람들이 늘고 있다. 즉, 명상이 가져다주는 마음의 평화와 안정, 그에 따른 몸의 건강 증진 등을 기대하며 명상을 하는 사람들이 많아진 것이다.

단전호흡(丹田呼吸)은 본래 도교에서 양생·수련법으로 중시하는 호흡법에 그 연원을 두고 있다. 단전호흡은 단전(丹田), 곧 배꼽 아래 세 치쯤의 하단전(下丹田)에 기운을 머물게 하는 복식호흡을 말한다. 이는 도교 양생술(養生術)의 한 방법으로, 복기(服氣)·태식(胎息)·조식(調息)·토고납신(吐古納新) 등은 각각의 뜻은 있지만 일반적으로는 단전호흡과 같은 의미로 사용된다.

호흡법은 이완을 기본으로 한다. 호흡이란 자동적으로 진행되는 무의식적인 행동이기 때문에 사람들 대부분은 자신의 호흡에 무신경하다. 호흡 상태는 나의 감정과 마음을 반영하는데, 사람들은 불안하거나 두려울 때 얕고 빠른 호흡을 하게 된다. 이러한 호흡은 우리 몸을 무척 피곤하게 만드는 반면, 깊고 규칙적인 호흡은 자율신경계를 안정시킨다. 단전호흡은 부교감신경을 활성화하고 신체를 이완시킨다. 고르고 깊은 호흡은 횡격막을 자극해 부교감신경의 활동을 촉진한다. 부교감신경은 스트레스를 받을 때 흥분되는 교감신경의 활동을 가라앉히는 역할을 한다.

단전호흡은 명상을 위한 하나의 수련법으로 이해하면 되겠다. 명상 상태로 가기 위한 여러 가지 방법이 있는데, 단전호흡은 그러한 수련 방법의 하나이다. 단전호흡은 호흡을 통해서 집중력을 얻고, 정기신을 함양하는 건강법이다.

마음을 다스리는 처방, 중화탕

퇴계 이황의 '활인심방'에 나오는 중화탕은 마음을 다스리는 처방으로 의원이 치료하지 못하는 모든 병을 치료한다고 한다. 아래에 제시하는 30가지 약을 잘 씹어 잘게 만든 다음에, 마음의 불[心火] 한 근과 신장에서 나오는 물[腎水] 두 대접을 써서, 약한 불로 반이 되도록 연속해서 은근히 다린다. 그리고 수시로 따뜻하게 복용한다. 이것을 복용하면 원기를 굳건히 보존하고 나쁜 기운이 침범하지 못해 병이 생기지 않고 오래도록 편안하게 살아갈 수 있다.

① 思無邪(사무사) 마음에 거짓을 없애라.

② 行好事(행호사) 좋은 일을 실천하라.

③ 莫欺心(막기심) 자기 마음을 속이지 말라.

④ 行方便(행방편) 적절한 방법을 이용하라.

⑤ 守本分(수본분) 자기의 본분을 지키라.

⑥ 莫嫉妬(막질투) 시기하고 샘내지 말라.

⑦ 除狡詐(제교사) 교활하고 간사한 꾀를 짓지 말라.

⑧ 務誠實(무성실) 정성스럽고 참되도록 힘써라.

⑨ 順天道(순천도) 대자연의 도리에 순응하라.

⑩ 知命限(지명한) 수명에 한계가 있음을 알라.

⑪ 淸心(청심) 마음을 맑게 하라.

⑫ 寡慾(과욕) 욕심을 적게 하라.

⑬ 忍耐(인내) 참고 견뎌라.

⑭ 柔順(유순) 부드럽고 순하라.

⑮ 謙和(겸화) 겸손하고 화목하라.

⑯ 知足(지족) 만족할 줄 알라.

⑰ 嗟謹(렴근) 청렴하고 삼가라.

⑱ 存仁(존인) 어진 마음을 보존하라.

⑲ 節儉(절검) 절약하고 검소해라.

⑳ 處中(처중) 치우치지 말고 중용에 머물라.

㉑ 戒殺(계살) 살아 있는 목숨을 해치지 않도록 경계하라.

㉒ 戒怒(계노) 분노하지 않도록 경계하라.

㉓ 戒暴(계폭) 사납게 굴지 않도록 경계하라.

㉔ 戒貪(계탐) 탐욕을 경계하라.

㉕ 愼篤(신독) 신중히 생각하고 성실히 행동하라.

㉖ 知機(지기) 사물의 기미를 포착하라.

㉗ 保愛(보애) 자기의 양심을 지키고 사랑하라.

㉘ 恬退(념퇴) 명리에서 물러날 때 미련 없이 물러나라.

㉙ 守靜(수정) 번뇌를 쉬고 본마음을 지키라.

㉚ 陰櫛(음즐) 남모르게 도와주라.

| 제10장 |

하루 중의 내 몸 건강법 실천

1. 일어나면서 : 고치삼십육, 적룡교수혼, 연진법

일과를 마치고 우리는 잠을 잔다. 잠을 자는 동안 우리 몸은 새롭게 조정된다. 잘 정리정돈된 아침, 내 몸을 단련하는 것으로 일과를 시작한다. 잠자리에서 눈을 뜨자마자 실행할 것이 고치삼십육이란 운동법이다. 이것은 아래윗니를 서른여섯 번 부딪쳐 주는 것이다. 그렇게 하면 구강에 침이 충분히 고인다. 고인 침을 삼킨다.

그다음은 혀로 위아래 잇몸을 쓸어 주는 적룡교수혼이다. 혀로 윗 잇몸부터 바깥과 안을 골고루 훑어 주고, 다음은 아래잇몸을 쓸어 준다. 구강에 침이 충분히 고일 때까지 두세 번 반복한다. 침이 충분히 고였다고 생각되면 삼킨다. 한의학에서 침은 금진옥액이라고 해서 아주 귀한 생리물질로 본다. 이 금진옥액을 세 번에 나누어 삼키는 것이 연진법이다. 고인 침을 천천히 세 번에 나누어 삼킨다.

고치삼십육, 적룡교수혼, 연진법은 순차적으로 이루어지는 한 계통의 건강법이다. 이 운동법은 뇌를 깨우고, 일과를 산뜻하게 시작하는 내 몸 건강법이다. 잠자리에서 일어나기 전에 시행해야 하는 건강법이다.

2. 세면 전후 : 머리, 얼굴 건강법

세면 전에 얼굴에 있는 감각기관들을 정리 정돈한다. 먼저 양손을 비벼 따뜻하게 만든다. 따뜻해진 손으로 위에서부터 아래, 즉 이마에서 턱으로 내려오면서 얼굴을 문지른 후 위아래를 오가며 계속한다. 12회를 기준으로 한다. 그다음 눈썹 부근과 눈 주위를 문지른다. 이때 사죽공, 정명, 태양, 사백혈 등의 위치를 생각하면서 눈 주변을 원으로 그리듯 아래위로 눌러 준다. 코 건강법도 차례대로 하고, 입 주변으로 내려온다. 얼굴 건강법을 시행하면 얼굴이 화끈거림을 느끼게 된다(얼굴 건강법 참조).

머리는 양 손가락 끝으로 두드려 주고, 손가락으로 긁어 준 다음 다시 양손을 비벼서 따뜻하게 한 뒤에 손가락 끝으로 두드린다. 양손 열 손가락을 구부리고, 손가락 끝으로 머리카락 부분을 두드린다. 하나, 둘, 셋의 구령을 붙이는 것이 좋다. 36까지 세면서 두드려 준다.

그다음은 머리 긁어 주기이다. 머리를 좌우로 이등분해서 좌측은 왼손가락, 우측을 오른손가락이 담당한다. 손가락을 구부려서 머리가운데 선에 대고 좌우로 긁어 내린다. 옆과 뒤를 주로 긁어 준다. 머리가 끝나는 부분까지 36회 긁어 준다(머리 건강법 참조). 세면 전에 얼굴 건강법을, 세면 후에 머리 건강법을 시행하는 것이 좋다.

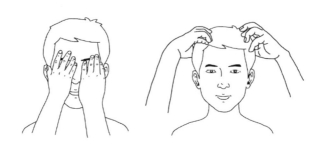

3. 운동 전후 : 손 운동, 몸통, 팔다리 건강법

어떤 운동이든 운동 전에 손을 풀어 준다. 양 손가락 마주치기, 양손 깍지 마주치기, 양 손뼉치기, 안 손목 관절 마주치기, 바깥 손목 관절 마주치기, 양손 앞으로 털기, 양손 뒤로 털기를 각각 12회씩 한다. 하나 둘 셋 하고 구령을 붙이고 열둘까지 세면서 한다. 여기까지 하면 손이 따뜻해지고, 운동을 위한 준비를 마친 셈이다.

이어서 팔다리를 손바닥으로 경락 방향을 생각하면서 아래위로 훑어 준다. 수양명대장경, 수소양삼초경, 수태양소장경으로 구성된 양경인 팔다리 바깥은 위에서 아래 방향으로, 반대로 수태음폐경, 수궐음심포경, 수소음심경으로 구성된 음경인 안쪽 팔다리는 반대로 쓸어 주는 운동법이다. 팔을 예로 들면 팔 바깥은 손바닥으로 어깨서 부터 손까지 훑어 주고, 반대로 팔 안쪽으로 손에서부터 어깨 쪽으로 올라오는 것이 한 동작이다. 바깥 방향에서 안 방향으로 바뀔 때는 손목을 틀어서 동작을 이어 가게 한다. 한 동작을 열두 번 시행한다. 숫자를 헤아리면서 하는 것이 좋다. 왼쪽 팔부터 시작해서 오른쪽 팔로 끝나는 것이 좋다.

이어서 몸통 운동인데, 복부·가슴 쪽 운동과 요추부·흉추부 운동으로 나눈다. 양손으로 복부·가슴 부위를 먼저 쓸어 준다. 복부·가슴 쪽은 족소음신경, 족궐음간경, 족태음비경인 족삼음경이 흐르는 부위이다. 경락 흐름이 발에서 머리 쪽으로 올라오기 때문에 순방향인 아래에서 위로 올려 주는 동작이다. 양 손바닥으로 하나 둘 구령을 붙이면서 배꼽 부근에서부터 가슴 위까지 최대한 쓸어 올리는 동작이다.

요추부·흉추부 운동은 반대 방향이다. 위에서 아래 방향으로 쓸어내린다. 양 손바닥이 최대한 올라가는 부분에서부터 골반까지 쓸어내린다. 여기까지 한 동작, 구령으로 하나이다. 요추부·흉추부로 지나가는 경락은 족태양방광경, 족소양담경, 족양명위경인 족삼양경이다. 몸통 운동인 복부·가슴, 요추부·흉추부 운동이 끝나면 다리 운동법으로 넘어간다.

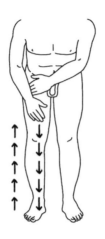

　다리 운동법은 팔 운동법과 달리 양손으로 동시에 양다리를 아래에서 위로 쓸어 준다. 자연스럽게 허리를 구부리는 허리 굴신 운동을 겸하게 된다. 이때 손은 허리를 굽히면서 양쪽 다리 아래위를 쓸어 주는 동작이다. 다리를 지나가는 경락은 족삼양경경과 족삼음경이다. 양경은 다리 뒤쪽으로 지나가며, 음경은 다리 앞, 옆쪽으로 지나간다. 따라서 다리 앞과 옆쪽은 함께 쓸어 준다. 뒤쪽인 족삼양경 부위는 위에서 아래 방향으로 쓸어 준다. 다리 운동법은 위에서 아래 방향, 즉 골반 부위에서 발목 방향으로 안쪽 다리를 쓸어 주고, 다시 바깥쪽, 옆쪽 다리를 손바닥으로 감싸는 형식으로 위로 쓸어 준다. 양 손바닥으로 엉덩이 쪽에서 시작해서 허리를 굽히면서 발목까지 다리 뒷부분을 훑으며 내려갔다가, 발목 부분에서 다시 다리 앞,

옆 부분을 훑으면서 올라오는 동작이 한 동작이다. 이때 구부렸던 허리를 펴면서 구령으로 하나를 붙이면 좋다. 이것을 한 동작으로 12회 반복한다.

운동 전에는 손 운동법 정도로 풀어 주고, 운동 후 몸통 건강법, 다리 건강법 등을 시행해도 좋다.

4. 일과 중 : 손, 발 건강법

일과 중에 틈이 생기면, 손을 주물러 주는 손 건강법을 시행한다. 손과 더불어 발도 틈틈이 만져 주면 좋다. 손과 발에 십이경락의 중요 경혈이 밀집하여 있어, 적당한 손발의 자극은 업무의 효율을 높이고, 피로를 덜 느끼게 한다. 손 건강법은 손가락 끝, 손깍지, 손바닥, 손목, 손 전체를 순서로 시행한다. 한 동작을 12회씩 하는데, 생각보다 오래 걸리지 않는다. 전부 다 시행해도 3분이 채 안 걸린다.

신발을 벗을 수 없는 상황이라면 점심 시간이나 휴식을 이용해서 발을 풀어 준다. 실내화를 신고 근무하는 여건이면 수시로 시행한다. 손 건강법과 마찬가지로 발가락 늘려 주기, 발목 돌리기, 용천혈 때리기 순서로 진행한다.

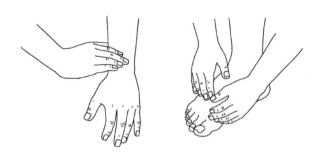

5. 스트레스받을 때 : 호흡 건강법

스트레스는 마냥 나쁜 것만은 아니고, 적절한 스트레스는 활력 있는 일상을 위해서도 필요하다. 다만 감당하기 어려운 스트레스는 원만히 해소해야 한다. 스트레스를 극복하려면, 먼저 감정 조절이나 가벼운 신체 운동을 해 본다. 더불어 호흡 건강법을 시행하면 도움이 될 수 있다.

호흡은 감정을 조절하고, 신체적인 안정감을 가져올 수 있어 스트레스에 노출되었을 때는 편안한 자세로 숨을 고르는 것이 좋다. 조용하고, 외부 간섭받지 않는 곳에서 편안한 자세로 천천히 숨을 들이쉰다. 코로 들이쉬고, 입으로 내쉬는 호흡을 한다. 하나 둘 구령을 헤아려도 좋다.

들이마실 때 뱃속에 공기를 채운다는 생각으로 배꼽 아래 단전에 집중한다. 내쉴 때는 배에 가득 찬 공기를 서서히 밖으로 내보낸다는 생각으로 천천히 시행한다. 이것을 복식호흡이라고 한다. 들이쉬고, 내쉬는 것을 1회로 모두 36회쯤 실시하면 스트레스 감정 상태가 이완됨을 느낄 수 있을 것이다. 그래도 풀리지 않는다면 다시 36회 한 세트를 시행한다.

스트레스 상황이라고 판단되면 호흡 건강법을 시행해 보자.

6. 잠자리에 들기 전 : 발, 눈, 귀, 호흡 건강법

잠자리에 들어서는 종일 서 있거나 걸어 다녔을 발을 만져 주는 것을 먼저 시행한다. 발가락 관절 펴 주기, 발목 풀기, 용천혈 때리기 등을 해 준다. 발가락 관절 펴 주기는 발가락 관절을 하나씩 잡아당겨 늘이는 것으로 양쪽 발가락 모두 실시한다. 이어서 발목을 앞뒤 전후로 꺾으면서 풀어 준다. 그리고 발바닥에 있는 용천혈을 반대쪽 주먹으로 때린다. 좌우로 번갈아 가면서 36회씩 한다.

눈도 마찬가지로 온종일 활동을 한 기관이기 때문에 잠자기 전에 눈 건강법을 시행하는 것이 좋다. 손을 따뜻하게 하여, 눈 주변의 사죽공, 정명, 태양, 사백혈 등을 눌러 준다. 한 부위에 12회씩 실시한다. 눈 건강법을 시행하기 전에 손을 따뜻하게 하는 손 건강법을 먼저 시행하는 것이 좋다.

귀도 눈과 마찬가지로 귀 건강법을 시행한다. 손을 따뜻하게 하여 양손으로 양쪽 귓바퀴를 만져 준다. 귀가 따뜻해질 때까지 문지른다. 귀에 딱딱한 부위가 만져진다면, 풀릴 때까지 만져 준다. 그다음은 고막 자극하기이다. 양 검지로 양 귓구멍을 막고, 갑자기 빼낸다. 뽕 소리가 나도 좋다. 그것으로 고막이 자극이 된다. 그다음 귓바퀴 뒤에 있는 유양돌기 자극하기, 즉 천고 울리기를 시행한다. 귓바퀴를 가운뎃손가락으로 접고, 두 번째 손가락으로 유양돌기를 때려 준다. 가운뎃손가락과 두 번째 손가락은 함께 붙여서 귓바퀴를 접어준 상태에서 두 번째 손가락으로 유양돌기를 때리는 동작이다. 쩡쩡 소리가 들리도록 해 주는 것이 좋다.

그리고 잠자리에 누워서 호흡을 가다듬으면서 잠을 청한다. 복부에 숨을 불어 넣는다는 생각으로 배가 나올 때까지 숨을 천천히 들이마신다. 배가 부풀어진 상태에서 그곳에 있는 공기를 밖으로 내보낸다는 생각으로 배가 들어갈 때까지 천천히 숨을 내쉰다. 호흡은 편안하게, 천천히 고르게 시행한다.

7. 하루에 20분 투자, 내 몸 건강법

내 몸 건강법은 내 몸을 구석구석 사랑해 준다는 취지의 운동법이다. 특히 강조되는 것은 손발과 감각기관이 있는 얼굴과 두부이다. 십이경락의 주요한 경혈이 손과 발에 분포하고, 얼굴과 두부에는 감각기관과 관련된 경혈이 분포하기 때문에 이들을 자극하면 생리상 변화를 일으킬 수 있다. 일과 중에 틈틈이 내 몸 건강법을 실천한다면 건강한 삶을 지속할 수 있을 것이다.

내 몸 건강법은 우리 선인들이 틈틈이 실천해 왔던 도인법의 한 부분이다. 내용이 어렵지 않고, 실천 역시 그러하기에 건강을 증진하는 데 이만한 방법이 없다. 도인법이 일반 체조와 같은 몸 단련법과 다른 것은 호흡법이 반드시 들어간다는 점이다. 내 몸 건강법은 기본적으로 호흡법과 함께하는 것이다.

동작마다 호흡법을 병행하면 효과적이다. 호흡법은 거창하게 가부좌를 틀고, 거창한 동작으로 하는 것이 아니다. 숨 고르기라고 생각하면 어렵지 않다. 내 몸 건강법 동작 전후에 호흡법을 곁들여 한다면 더 좋은 효과를 볼 수 있다. 모든 동작이 숙달된다면 많은 시간이 필요하지도 않다. 하루에 10분, 20분 투자로 내 몸 건강법을 시행할 수 있다. 틈틈이 짬짬이 나누어 해도 상관없다.

내 몸 건강을 병원 중심에서 내 생활 중심으로

100세 시대가 다가온다. 우리나라 직장인들이 퇴직하는 평균연령을 50대로 본다면 은퇴하고도 살아가야 할 날이 살아온 기간만큼 되는 시대이다. 누구에게나 은퇴 후 제2의 인생이 현실이 된다. 제2의 인생은 준비가 없다면, 축복보다 재앙에 가깝다. 그동안 종사하던 것과 다른 직업도 가져야 하고, 환경 변화에도 적응해야 한다. 하지만 인생 후반 제2의 삶에 무엇보다도 중요한 것은 건강이다.

"건강을 잃으면 모든 것을 다 잃는다."는 말도 있듯이 인생 후반기에 건강문제는 삶의 본질과 연계된다. 우리는 병이 나면 병원에 가면 된다는 생각을 쉽게 한다. 고혈압은 고혈압약을 복용하면 해결된다고 착각을 한다. 당뇨는 당뇨약을 먹거나 주사를 맞으면 해결될 것이라는 막연한 생각을 하며 산다.

병을 병원에서 다 치료해 줄 것이라는 환상을 버려야 한다. 질병은 유전적인 소인 등에 의한 일부 불가항력적인 것을 제외하면 대부분 생활습관 때문에 발생한다. 병원에서는 질병 상태가 더 악화하지 않도록 처치하거나, 합병증을 막는 정도라고 이해하면 된다. 대부분 질병이 되기 이전의 상태로 되돌려 놓기는 쉽지가 않은 것이 현실이다. 건강은 병원에서 책임져 주는 것이 아니며, 스스로가 책임져야 한다.

생활습관을 올바르게 하는 것이 질병 상태로 가지 않고 건강을 유지하는 지름길이다. 내 몸 건강법은 일상생활에서의 삶의 태도를 다듬어, 스스로 건강을 지키는 매뉴얼이라 할 수 있다. 내 몸 건강법은 건강관리의 중심을 병원에서 내 생활로 옮겨 놓는 것이다.

건강은 건강할 때 지켜야 한다. 건강할 때는 건강의 소중함을 모른다. 질병 상태가 되면 그제야 비로소 건강의 소중함을 실감한다. 어떤 경우라도 미병이나 질병 상태가 된 것은 모두 나의 책임이다.

내 몸 건강법은 내 몸을 스스로 사랑하고, 아끼고, 소중하게 하는 양생법이다. 내 몸인데 남의 것처럼 팽개쳐 버리고 관심조차도 가지지 않는다면 반드시 그 대가를 치르게 된다.

이 책에서 소개한 양생법들을 아침 잠자리에 일어날 때, 일과 중에, 그리고 잠들기 전에 실천한다면 100세 시대를 건강하게 맞이하는 길잡이가 되리라 믿는다.

| 참고문헌 |

『감각기관과 오장육부』, 연상원, 포타입, 2010

『경락의 해부학적 구조 및 기혈의 인체순환 방식』, 김유성, 한국학술정보, 2009

『노자 도덕경』, 노자 저, 황병국 역, 범우, 2011

『노화의 생물학』, 오상진, 탐구당, 2015

『노화혁명』, 박상철, 하서, 2010

『뇌미인』, 나덕렬, 위즈덤스타일, 2012

『단전호흡 소주천 대주천』, 진양, 계룡문화사, 1995

『단전호흡, 숨 쉬는 이야기』, 임경택, 샘이깊은물, 2008

『단전호흡과 기순환』, 안상규, 태웅출판사, 2011

『대사증후군(제대로 알고 확실히 예방하는 법)』, 오상우, 청림라이프, 2012

『도올 논어』, 김용옥, 통나무, 2000

『동의보감, 양생과 치유의 인문의학』, 안도균, 작은길, 2015

『동의보감』, 허준, 남산당, 1976

『동의재활요법과학』, 전국한의과대학 재활의학과교실, 서원당, 1995

『메가 다이어트』, 현용권, 지혜의나무, 2011

『몸 언어 철학』, 노양진, 서광사, 2009

『발 건강관리』, 권영랑 외, 예림, 2010

『발 지압과 발 목욕법』, 박진배, 서림문화사, 2000

『산림경제』, 홍만선, 한국고전종합DB

『성공적인 노년을 위하여』, 박종한, 비봉, 2007

『손 주물러 병 고치기』, 민족의학연구원, 보리, 2009

『스트레스와 정신신체의학』, 고경봉, 일조각, 2010

『양생학』, 전국한의과대학 예방의학교실, 계축문화사, 2012

『여자란 무엇인가』, 김용옥, 통나무, 1989

『인간수명 백세시대』, 김승업, 자유아카데미, 2012

『일상 속의 몸』, 김종갑 외 쿠북, 2009

『정해침구학』, 최용태, 이수호, 행림서원, 1974
『증례로 본 정신한의학』, 김종우, 황의완, 집문당, 2010
『진료요감』, 김정제, 동양의학연구원, 1974
『척추를 바로잡아야 건강이 보인다』, 최중기, 바른몸만들기, 2010
『한국의 백세인』, 박상철, 서울대학교출판부, 2002
『활인심방』, 이황 지음, 이윤희 옮김, 예문서원, 2006
『황제내경소문주석(현토국역)』, 박찬국, 집문당, 2005
『황제내경소문해석』, 홍원식, 고문사, 1973

내 몸의 건강 유전자를 깨워라

등록 1994.7.1 제1-1071
1쇄 발행 2018년 8월 20일

지은이 현용권
펴낸이 박길수
편집인 소경희
편 집 조영준
관 리 위현정
디자인 이주향
펴낸곳 도서출판 모시는사람들
      03147 서울시 종로구 삼일대로 457(경운동 수운회관) 1207호
전 화 02-735-7173, 02-737-7173 / 팩스 02-730-7173
홈페이지 http://www.mosinsaram.com/

인 쇄 천일문화사(031-955-8100)
배 본 문화유통북스(031-937-6100)

값은 뒤표지에 있습니다.
ISBN 979-11-88765-22-5   03510

이 도서의 국립중앙도서관 출판예정도서목록(CIP)은 서지정보유통지원시스템 홈페이지(http://seoji.nl.go.kr)와 국가자료공동목록시스템(http://www.nl.go.kr/kolisnet)에서 이용하실 수 있습니다.(CIP제어번호: CIP2018019631)